华东理工大学人文社会科学优秀学术著作出版基金

在线健康咨询平台上虚拟医生团队组织创新模式研究

刘　璇　李　嘉　著

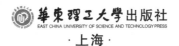

华东理工大学出版社
EAST CHINA UNIVERSITY OF SCIENCE AND TECHNOLOGY PRESS

·上海·

图书在版编目(CIP)数据

在线健康咨询平台上虚拟医生团队组织创新模式研究/
刘璇,李嘉著. —上海:华东理工大学出版社,2024.4
ISBN 978 - 7 - 5628 - 6980 - 1

Ⅰ. ①在… Ⅱ. ①刘… ②李… Ⅲ. ①互联网络—应
用—医疗卫生服务—研究 Ⅳ. ①R197.1 - 39

中国国家版本馆 CIP 数据核字(2024)第 060593 号

策划编辑 / 刘　军
责任编辑 / 章斯纯
责任校对 / 孟媛利
装帧设计 / 徐　蓉
出版发行 / 华东理工大学出版社有限公司
　　　　　　地址:上海市梅陇路 130 号,200237
　　　　　　电话:021 - 64250306
　　　　　　网址:www.ecustpress.cn
　　　　　　邮箱:zongbianban@ecustpress.cn
印　　刷 / 上海新华印刷有限公司
开　　本 / 710mm×1000mm　1/16
印　　张 / 10.25
字　　数 / 150 千字
版　　次 / 2024 年 4 月第 1 版
印　　次 / 2024 年 4 月第 1 次
定　　价 / 76.00 元

前　言

　　近年来,随着互联网技术的发展,我国电子健康产业逐渐兴起,"互联网＋"医疗的新型模式为传统的健康保健领域带来了变革,人们的健康理念也由原来被动的疾病治疗向积极主动的自我健康管理转变。基于 web 2.0 技术的在线健康咨询平台提升了信息传递的速度,打破了传统医疗服务在时间和空间上的限制,使病人足不出户就可以享受到全国三甲医院的医疗资源,实时进行自我诊断、自我管理。

　　传统一对一的医生咨询服务不仅效率比较低,而且通常无法针对病人的复杂病情提供及时准确的诊断和治疗方案,因而越来越不能满足病人的需求。而虚拟医生团队的出现较好地解决了这个难题。以互联网为媒介,构建跨医院、跨学科、跨地区的虚拟医生团队已成为一种新的互联网医疗模式。通过构建虚拟医生团队,为患者提供高效、精准、全方位的医疗服务,已然成为新现象、新趋势。

　　目前,学术界仍缺乏对在线健康咨询平台中的虚拟医生团队的深入探讨。本书以国内最大的两个在线健康咨询平台——挂号网(又称"微医")和好大夫在线为研究对象,从虚拟专家团队的现状入手,到团队形成机理与虚拟团队扩散机制研究,再到虚拟医生团队这一新型组织模式如何影响个体层面、团队层面和医院层面合作,逐层递进,多方面揭示虚拟医生团队的形成、扩散机理和对分级诊疗的影响机制。具体来说,本书将探索虚拟医生团队这种组织模式创新的跨医院、跨学科、跨地区合作现状;纳入团队网络的拓扑结构、节点属性,并融合多重网络的影响,全面探索虚拟医生团队的内在形成机理;以社会影响理论和社会传染为视角,探索线下联系和知识网络两大网络对医生加入医生团队的影响,并且解释医生团队的扩散机理;利用倾向性得分匹配方法构建反事实框架,剔除干扰因素对于医生个人绩效的影响,充分证明医生团队的优势与价值;从医生个体视角出发,使用社会学习理论研究团队成员之间的社会距离对个人绩效的影响;从团队异质性视角切入,研究团队特征及成员间差异化对团队绩效的影响机理;进一步地,站在医院层面,基于社会凝聚和结构洞理论探究医院合作网络绩效影响因素,为医院如何构建医生团队提供方向指导。

本书旨在帮助读者打开"互联网＋"环境下虚拟团队医疗服务这一组织模式创新的"黑箱",明晰组织模式创新下沉优质资源的路径和原理,并将为推动"互联网＋"在分级诊疗中的作用提供理论基础和实践指导。该书也可为政府管理决策部门、高等学校和科研机构从事电子健康、健康管理的研究人员提供理论参考,还可为在线健康平台运营方、医院管理运营人员、医疗服务提供者提供决策参考,同时为从事数据挖掘和大数据分析的企业员工提供参考。

本书是国家自然科学基金项目"互联网环境下促进分级诊疗的机理、模式与方法研究"(批准号为71971082)、"社会化媒体环境下电子健康知识挖掘研究"(批准号为71471064)、"理论引导的在线电子健康决策平台设计研究:基于人机交互的视角"(批准号为71371005),国家自然科学基金重大研究计划重点支持项目"大数据驱动的全景式个性化心血管健康管理研究"(批准号为91646205),上海市"科技创新行动计划"软科学研究项目"在线医疗社区中医生付费知识活动参与机理及影响研究"(批准号为22692110200)、"在线健康咨询平台上虚拟医生团队组织创新模式研究"(批准号为19692106700)和教育部人文社会科学研究项目"在线医生评价的内容挖掘研究:主题结构、有用性与医生质量诊断"(批准号为18YJC630068)的阶段性研究成果。

目　录

插图清单

插表清单

第一章 绪 论

第一节 研 究 背 景

近年来,电子健康(e-health)成为一个备受关注的话题。随着国务院前总理李克强在 2015 年的政府工作报告中提出"互联网+"的国家战略,我国的电子健康产业得到了长足的发展,"互联网+"医疗健康在稳步推进之中。赛迪在《中国医疗电子行业战略研究(2011 年)》中指出:我国 2010 年医疗电子的市场规模已经达到 403.1 亿元,同比增长 21.19%。国际数据公司(International Data Corporation, IDC)发布的《中国医疗行业 IT 市场预测:2020—2024》指出,我国 2019 年在医疗行业 IT 的总支出是 548.2 亿元,并且它还预测,到 2024 年我国在该领域的总支出将达到 1 041.5 亿元。电子健康打破了人们传统的"看病找医院"的健康管理观念,它将改变未来人类的医疗和健康管理模式。美国国家卫生统计中心调查显示,网络已经成为美国民众进行日常医疗保健的重要渠道,已有超过 60%的美国人使用网络查询医疗保健信息,并且其中 90% 的人都希望可以直接在线上向医生咨询。而医疗服务也逐渐由"以疾病治疗"为主转向"以患者为中心的预防"为主,健康咨询服务由此产生并越来越受到关注。在线健康咨询服务为医生和患者之间提供了一个网络平台:允许具有医师资格的医生以在线咨询形式为用户提供生理、心理健康的指导并制订健康管理方案,为患者提供精准预约、在线复诊、远程会诊、电子处方、延伸医嘱、送药上门等多方位服务。

第 46 次《中国互联网络发展状况统计报告》显示,截至 2020 年 6 月,我国互联网普及率约为 67.0%,网民人数约 9.40 亿,手机网民人数约 9.32亿。互联网和智能设备的普及为电子健康的发展提供了完备的基础设施和技术支持。在此背景下,在线健康咨询已经成为人们获取医疗保健信息的一个重要途径,患者足不出户就可以向专家咨询。在充分利用优质医疗资源的同时,在线健康咨询也在一定程度上缓解了"看病难"的问题,减少了医患矛盾。但是在线健康咨询平台存在信息不对称的问题,医生很难全面掌握病人病情。不仅如此,随着人民生活水平和自身健康意识不断提高,人们对在线健康咨询有了更高的要求。

虽然在线健康咨询服务依旧延续着传统的患者与医生一对一的咨询模式,但这种模式效率较低,很容易造成"马太效应",即专家问诊一号难求,而普通医生门可罗雀。此外,有研究表明,医生诊断往往过于乐观,不同科室的医生对同一病情的诊断结果存在差异。在面对复杂疾病时,单个医生很可能出现无法提供准确的诊断结果的情况,这会极大地威胁到患者的生命健康,造成无法挽回的后果。医生的诊断结果是病人健康管理的基础,影响着治疗方式和时机的选择。因此,提高疾病诊断准确性并给出最佳治疗方案是影响在线健康咨询产业发展的至关重要的因素。

基于此,在线健康咨询平台开始逐步探索"专家团队＋病人"的咨询服务模式。专家团队(医生团队)是以国内知名专家为核心,跨地区、跨医院的医生协作组织,通过多位权威医生会诊,极大程度地提高了诊断结果的准确性,将风险降到了最低。其核心价值是通过在线诊疗以及远程会诊等方式,提高优质医疗资源的利用率,并进一步提升基层医疗服务水平。这种模式受到了病人的一致好评和推崇,平台上的医生团队数量也急剧上升,目前虚拟医生团队已经涵盖了全国众多三甲医院的医生,设立了专治肺癌、糖尿病、肾结石等多种疑难杂症的专家团队,极大地满足了病人个性化需求。

第二节 研究目的和意义

一、研究目的

在线健康咨询平台上的虚拟医生团队作为一种新兴的医疗服务模式,在电子健康领域扮演着越来越重要的角色,为在线健康咨询平台提升服务质量、提高核心竞争力起到了至关重要的作用。因此,如何打开医生团队这个"黑箱"是非常具有研究价值的问题。本书的研究目的主要有以下几个方面。

(一)研究虚拟医生团队的内在形成机制

形成机制研究是分析问题内在规律的重要前提,这也是本研究的核心目的之一。虚拟医生团队不是偶然形成的,而是由某种外因或内因促使其形成的。本书旨在借助社会网络模型刻画现实医生团队的网络特性,通过定量和定性的方法揭示虚拟医生团队的内在形成机制。

(二)研究医生采纳虚拟医生团队这一全新组织模式的主要机理

以社会影响理论为基础,讨论医生个体加入团队的行为及其内在逻辑、影响机制,并提出虚拟医生团队服务的采纳与扩散管理策略。

(三)研究虚拟医生团队对医生个人绩效的影响

医生作为团队的核心资产,是团队发展、壮大的根本力量。只有医生个人利益与团队利益相一致,才能充分调动医生的积极性,进而保证医生团队的良性发展。加入医生团队是否可以提高医生的个人绩效,是决定医生团队是否能可持续发展的关键因素。

（四）研究虚拟医生团队的组队机制和其对团队绩效的影响

从团队异质性视角切入，将团队领导的口碑作为调节变量，研究团队特征和成员间差异化对团队绩效的影响。

（五）研究在线健康咨询平台医院合作网络

医生团队网络是平台医院合作网络的直观体现，是深入分析医生团队网络的重要前提。本书旨在利用社会资本等相关理论，对医院合作网络中的节点收益进行分析，为医院建设医生团队提供一定的方向性指导。

二、研究意义

（一）理论意义

本研究的理论意义有以下三点：

第一，虚拟医生团队方兴未艾，前人对在线健康咨询平台中的医生团队形成机制以及影响的研究相对较少，本研究可以很好地弥补这个缺口，为后续研究提供一定的理论基础。

第二，基于网络的视角来研究社会现象和社会活动，是社会网络分析这一传统分析方法的新研究方向。前人对互联网社区中的用户社会网络关系和社交参与行为开展了大量的研究，普遍认为现实世界中的各种网络都同时具有以下三个特征：小世界效应（small-world effect）、无标度特性（scale-free property）和高聚集性（high clustering）。但是他们的研究主要基于研究描述性的统计量，对具体的网络拓扑结构及其内在形成机制和影响并未达成一致的结论。本书利用基于统计的复杂网络模型——指数随机图模型（Exponential Random Graph Models，ERGMs）和自动逻辑行动者属性模型（Automatic Logic Actor Attribute Model，ALAAM）对现实团队网络进行了更贴切的描述。由于网络形成可能受到网络的拓扑结构、节点属性等可能的内外因素的影响，本书将从节点属性和网络拓扑结构相结合的角度，对节点采纳行为展开研究。

第三，本书为管理思想和理论在健康管理中的运用提供了研究思路。

例如,本书从医生加入团队(扩散源)的角度来解析影响这一行为的因素,为在线医疗的研究增添了一个新的角度。再如,在虚拟医生团队对医院合作绩效的影响研究中,本书指出:目前学术界对社会网络如何创造社会资本和增加节点收益有着两种截然不同的观点,其中传统的社会凝聚力理论强调从"封闭网络"出发,网络中高的凝聚力有利于网络节点发展。而以伯特(Burt)和罗纳德(Ronalds)为代表的学者则认为网络位置(又称结构洞)才是决定节点获取信息和资源多少的重要因素。本书通过构建模型,将两方面因素都纳入分析,对比两个理论在医院合作网络中所起到的作用,可以为社会网络研究贡献一个论据。

（二）现实意义

本研究的现实意义有以下三点:

第一,有利于缓解医疗资源配置不均衡的难题。目前,为了强化医疗资源的协作、优化医疗资源配置,我国相继推出了医师对口支援、医联体、医师多点执业等举措,然而这些举措都只是在局部缓解了医疗资源分布不均的状况,未能充分调动医生的协作积极性,使得与这些举措相关的政策难见成效。在线虚拟医生团队让顶级专家带头建立团队,通过专家带动下级医生、盘活基层医生,使医生实现了同学科、跨区域间的自由联合。由顶级专家团队自主进行分级导诊,可以最便捷地定位到适宜的患者,缩短了顶级专家处理简单病种的时间。借助互联网整合医生资源,为患者提供专家问诊以及家庭医生等定向服务,能够优化医疗资源配置,在一定程度上改善中国医疗体制的关键问题。

第二,为在线健康咨询产业发展提出建设性意见,帮助其提高核心竞争力。近些年兴起了许多在线健康咨询平台,例如国外的 PatientsLikeMe、Disaboom、CureTogether、DailyStrength 等,国内的挂号网、好大夫在线、甜蜜家园、天涯社区健康在线、39 健康网等。在提供的服务和功能日趋同质的情况下,平台只有形成自己独有的核心竞争力才能脱颖而出。优质的医生团队无疑是平台吸引用户的金字招牌,本书探究了医生团队的形成机制,分析了影响团队形成的关键因素,为平台如何促进医生团队的繁荣和良性发展提供了参考。

第三,打开虚拟医生团队组织模式的"黑箱",为在线医疗平台、医院管理者、团队组织者的决策提供依据。团队合作在各个领域中都很常见,沟通、团队合作、互动和流动如今已成为医疗保健工作中常用的术语。在当今的医学领域,不同学科之间的交叉与融合已成为普遍规律,医疗人员之间的协作已成为必然趋势,高度专业化的医疗保健人员在工作过程中与其他医疗人员互动也非常普遍。例如,内科医学专家会与放射科医生和外科医生等其他专家会面,审查患者病历并相互学习,目的是为患者提供更好的治疗与护理。

第三节　研究内容和章节安排

第一章描述本书的研究背景、研究目的及主要思路。

第二章对在线健康咨询、社会网络相关理论以及有关医生团队的前人研究展开综述。

第三章通过数据分析,从医生团队的医院合作特征、跨科室合作特征等方面,整体分析虚拟医生团队的现状和发展轨迹。

第四章基于指数随机图模型研究医生团队内在形成机制,将挂号网上的医生团队作为实验对象,通过文献综述和数据探索提出影响团队形成机制的相关因素,全面分析了网络形成机制,刻画出真实的社会网络。此外,为了更贴切地描绘现实团队网络的复杂,进一步深入探讨团队的形成机制,本书加入多重网络的研究,将其与网络结构和用户特征相结合,构建了医生知识网络,同时又分析了多重复杂网络的融合影响,让结论更具有科学性和实际意义。

第五章使用社会网络分析的新型统计方法——自动逻辑行动者属性模

型,探索个体采纳行为(医生加入团队行为)扩散的影响因素。这种方法使我们能够认识到社会网络中个体的行为或态度的复杂依赖性,并通过社会网络识别社会影响的微妙作用,为医生团队的健康发展提供有建设意义的指导。

第六章基于倾向性得分匹配(Propensity Score Matching,PSM)方法,分析加入医生团队能否提高医生的个体绩效。研究加入团队对医生的影响,最好的方法就是对比医生加入后和未加入的数据,这样可以剔除其他干扰因素的影响。但是对同一个医生,要么选择加入医生团队,要么选择不加入,不可能同时存在加入团队和未加入团队的数据。解决此类问题涉及"反事实推断模型":如果没有加入团队,那么医生 A 的数据可能会是什么(此时,医生已经加入团队)。因此,在本书中处在实验状态的研究对象就是加入医生团队的医生;"反事实"就是实验对象处在控制状态下的潜在结果,在本书中就是假设团队医生未加入团队可以获得的绩效。倾向得分匹配是使用非实验数据或观测数据进行实验效果或效应分析的一类统计方法,该方法的理论框架就是构建"反事实推断模型"。相较于其他研究方法,倾向得分匹配最大的优势就在于,在非随机实验中通过减少消除组别之间数据偏差和混杂变量的影响,可以直接测量干预对实验对象的影响,能对实验组和对照组进行更合理的比较。近年来该方法多被用于医学临床试验、公共政策或项目实施效果的定量评估。本章选取团队中的医生作为实验组,同科室但未加入医生团队的医生作为对照组,通过 PSM 模型来提出其他干扰因素的影响,研究加入医生团队对医生个体绩效的影响。

第七章进一步研究虚拟医生团队中影响医生个人绩效的相关因素。对医生团队的成员来说,他们既可以作为独立的个体在互联网平台上为患者提供咨询服务,也可以加入不同的医生团队,和其他成员一起为患者服务。由于各个团队的发展条件和文化不同,因此个体层面的绩效不仅受到其个人因素的影响,也可能受到团队因素以及团队和个体交互作用的影响。本章使用社会学习理论研究团队成员之间的社会距离对个人绩效的影响。

第八章从在线医疗协作中异质性这一独特视角,研究怎样组队能提高团队绩效。团队异质性是一种常见的团队形态特征,该特征对团队绩效有非常大的影响。然而,团队异质性是一把双刃剑,它虽然可以为团队提供多样化的视角以及丰富的知识,促进团队成员积极进取、开拓创新,但也可能造成团队成员意见不统一,影响团队效率以及绩效的提升。我们的研究可以揭示不同类型的异质性对团队绩效的影响。同时,我们对虚拟医生团队异质性的研究将异质性研究扩展到超越传统组织和虚拟团队的新领域,以期研究结果能激发人们对医疗合作中团队如何管理的新思考。

第九章从更宏观的医院层面探讨虚拟医生团队对促进医院间合作、促进分级诊疗的作用。本章主要通过医生团队网络来构建医院合作网络,基于社会凝聚力理论和结构洞理论研究影响合作网络中医院绩效的关键因素,通过构建多元线性回归模型,对医院合作网络进行深入探讨。

第十章是本书的主要结论、创新点总结及研究展望。

第二章 理论基础与研究综述

第一节 在线健康咨询的理论基础

一、在线健康咨询的概念

近年来,基于互联网技术的成熟发展,我们步入了"互联网＋"医疗的新时代,在线健康咨询服务应运而生。在线健康咨询(Online Health Consultation,OHC)通常指的是患者或患者家属借助笔记本电脑、智能手机等移动终端通过在线医疗平台,实现和医生的远程交流,并获得医疗建议和治疗方案的过程(陈敏等,2016)。此外,在线健康咨询平台还会为病人提供线上预约、在线复诊、远程会诊、电子处方、延伸医嘱、送药上门等多方位的服务。目前国内主要的在线健康咨询平台有好大夫在线、挂号网等。

好大夫在线成立于 2006 年,是国内知名的移动互联网医疗健康服务平台。经过十几年的稳健运营,好大夫在线已经在预约挂号、图文问诊、电话问诊、家庭医生、医生团队等多个领域建立了优势。截至 2020 年 12 月,好大夫在线收录了中国6 000多家正规医疗机构的65万名医生信息,医生团队服务模块共有3 439个医生团队。

挂号网(又被称为微医)是我国知名的移动互联网医疗健康服务平台之一,主要为用户提供线上预约、在线复诊、远程会诊、电子处方、延伸医嘱、送药上门等多方位服务。该平台通过在线诊疗与远程会诊将优质医疗资源下沉到基层,有助于提升基层整体医疗服务能力。截至2016年10月,挂号网已经覆盖全国大部分地区,连接2 400多家重点医院的信息系统,拥有超过1.5亿位实名注册用户和26万名重点医院的专家,累计服务人次超过8.5亿。

各个在线健康咨询平台的健康咨询活动的基本过程大体上是一致的:患者或患者家属可以从网页或APP进入在线健康咨询平台,在实名制身份认证后便可以进行相关的医疗咨询。用户登录进入平台后,既可以自己直接搜索特定的医院、医生或医生团队进行互动交流,也可以输入病情描述,系统会根据病情自动推荐相关医生。以挂号网为例,用户输入咨询内容后,平台会根据该内容自动匹配医生和团队,然后用户便可直接向医生咨询。平台也会推荐相关的科普文章,帮助用户更好地了解病情。除此之外,有些在线健康咨询平台也有额外的步骤,比如好大夫在线,用户在输入问题后需要填写一个简短的问卷,该问卷旨在帮助患者完善疾病的基本信息,患者需完成问卷后才可以向医生咨询。在线健康咨询平台的一般功能如表2-1所示,具体的操作流程如图2-1所示。

表2-1 在线健康咨询平台功能

序号	一级菜单	二级菜单	功　能　描　述
1	自助服务	预约挂号	用以患者通过选择科室、选择医生和时间进行预约挂号,提供多途径的预约功能
2		智能候诊	用以患者了解医院医生的就诊情况,方便指导患者合理安排等待时间

续　表

序号	一级菜单	二级菜单	功　能　描　述
3	个人中心	我的预约	用以患者进行预约信息的查询和取消,方便患者管理其预约信息
4		我的花费	用以患者查询在医院的花费情况,方便患者了解自己的费用支出
5		我的余额	用以患者查询诊疗卡的余额,方便患者进行合理充值
6		我的检验单	用以患者查询自己的检验单,方便患者快速获取检验信息
7		常用联系人	用以患者维护常用预约人员、查询人员的信息,方便患者下次直接选择,免去录入
8	医院信息	医院简介	用以患者了解医院的整体概况、资历等信息,方便医院多途径地推广宣传
9		特色科室	用以患者了解医院的各个特色科室的内容与信息,方便医院多途径地推广宣传
10		专家团队	用以患者了解医院的各个医生与专家,方便医院多途径地推广宣传

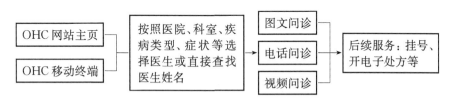

图 2-1　在线健康咨询平台的一般流程

二、在线健康咨询的意义

尽管互联网在医疗健康产业的应用越来越受到重视,但是很多人仍然不理解在线健康咨询平台的重要意义。在线健康咨询平台本质上是连接医生和患者的桥梁。通常情况下,在线健康咨询平台提供以下四种社会支持:信息支持、情感支持、陪伴和工具援助(Berkman and Breslow,1984)。

用户在虚拟的在线健康咨询平台中寻求更多的是信息支持。用户通过在线健康咨询平台来满足自己的信息需求,并把在线健康平台视为健康管理不可分割的一部分。麦克马伦(McMullan,2006)的研究证实,互联网上大多数健康信息都是由相关的患者搜索的,并且他们搜索健康信息主要是在两种情况下:① 在临床诊断之前通过搜索相关信息来判断自己是否需要专业医疗救助;② 寻求安慰或者对专家的诊断不满意或不相信。约翰斯顿等(Johnston et al.,2013)的研究显示,信息支持和情感支持是病人参与在线健康咨询平台的两大收益。伊德里斯等(Idriss et al.,2009)的研究表明,虚拟咨询平台为用户提供了宝贵的信息和心理支持。此外,在线健康咨询平台还能起到规范用户自我健康管理的作用(Willis,2013)。

社会支持影响在线健康咨询平台患者健康的途径主要有两条。第一条途径是患者通过借鉴医生的诊断结果和治疗方案改掉之前不良的生活习惯,进而改善自身的健康状态。在线健康咨询平台的医生可以帮助并促进患者建立符合自己健康要求的、营养均衡的运动和饮食习惯,停止一些不利于自身健康的行为,比如吸烟、熬夜、酗酒等。第二条途径是主要通过舒缓病人情绪波动并改善其心情,间接地影响其健康。很多研究证明,病人的心情会直接影响其健康状态,特别是糖尿病等慢性疾病患者。

第二节　社会网络理论基础

一、社会资本理论

在过去的几十年中,关于社会资本的研究以各种形式在不同的背景下出现,社会资本也成为社会科学中最受关注的概念之一。社会资本理论认为,社会成员从自身所在的社会关系网络中获取资源来维系利益或收获回报。但是目前学术界对"社会资本"的概念仍没有达成共识，布迪厄（Bourdieu）认为社会资本是指由于拥有持久的网络而为个人或群体带来的实际或虚拟资源和或多或少制度化的相互认识与认可的关系，受益程度因人而异。帕特南（Putnam）将社会资本定义为社会关系网络中一系列有利于个人或集体协作的行为规范，进而提高社会整体效率。科尔曼（Coleman）则认为社会资本是存在于社会关系网络中的一种结构资源，由多种要素构成，包括节点之间的信任程度、用户权威性、共同规范等。因此社会资本既是一种约束，也是一种资源（Coleman，1988）。

总之，"社会资本"概念所基于的前提是相当明确和直接的：投资于有望产生预期回报的社会关系。因此多数研究都关注社会关系的结构如何增强网络行动者获取资源和实现其目标的能力。目前，前人研究表明，社会网络提高个人和组织绩效主要通过三种方式。首先，社会网络可以促进信息的流动，以及资源和机会的获取。其次，通常在市场不完善的情况下，位于某些战略位置或等级位置的社会关系能够及时了解市场需求信息，从而帮助个人或组织及时调整战略并做出最佳决策，有效降低交易成本和决策风险。最后，网络可以帮助行动者协调关键任务的相互依赖性，克服合作和集体行动的困境。

目前学术界对社会网络如何创造社会资本有着两种截然不同的观点。一种是以科尔曼为代表提出的社会凝聚力理论，该理论强调了凝聚力关系在促进合作规范和创造社会资本方面的作用。支持该观点的学者认为封闭式结构能够有效地抑制机会主义和投机主义行为，较强的社会凝聚力可以增加传播渠道，同时能缓解认知压力。而另一种是以伯特（Ronalds）和罗纳德（Burt）为代表的学者提出的结构洞理论，该理论认为开放式结构获取了非冗余信息并且具有多样化的选择机会和整合收益的控制优势。这两种理论导致对行动者网络结构和社会资本的研究得到了相反的预测结果。

二、社会凝聚力理论

社会资本理论强调，有凝聚力的社会关系或"封闭网络"对个人或集体之间合作和交流所产生的社会规范具有积极作用。科尔曼认为,在一个紧密结合的网络中,成员之间彼此信任,他们交流的不确定性会相应减少,这会增强他们为追求自身的利益而进行合作的能力。通常情况下,在某个行动者追求个人目标需要和其他行动者积极合作并且充满不确定性的情况下,社会网络凝聚力的积极影响最为显著。共同的第三方是激发网络行动者合作的动力,也是对机会主义行为的有效威慑。在社会系统的宏观层面上,行动者在群体内部建立联系的倾向有助于创建有凝聚力的社会结构,组织成密切联系的社区。

然而,也有研究表明,社会凝聚力较强会带来一定的弊端,比如会造成局部冗余和社会压力。一方面,"封闭网络"中行动者彼此联系较多,导致部分用户可能无法获取网络中的知识和资源,容易出现局部冗余的现象。另一方面,由于支持趋同思维和群体共识带来的压力,一个有凝聚力的社会结构会对行为者的创新行为产生负面影响。密集的第三方关系会产生互惠行为并不断维持行为者之间的高度相似性,它们倾向于维持现状,不鼓励创新和探索新途径。

三、结构洞理论

伯特和罗纳德基于传统社会凝聚力理论所具有的局部冗余和社会压力两大弊端,开创性地提出了结构洞理论。通俗来讲,结构洞就是网络中可以明显为组织和个人带来信息和其他优质资源的重要位置,其有助于企业降低市场不确定性、参与竞争和不断创新等。结构洞理论并没有强调由凝聚力网络所促成的规范的效用,而是指出社会资本的构建正是源于信息的多样性以及社会网络中不同群集之间缺乏联系所损失的经济机会。在这些群集之间占据结构洞的个体可以更快地获取信息并享有相对优势。经过伯特和其他学者不断发展完善,目前结构洞理论已日趋成熟。伯特在《结构洞:竞争的社会结构》中强调,结构洞的位置十分重要,因为其具有信息利益(information benefits)和控制利益(control benefits)。信息利益主要指网络行动者可以第一时间获取最新的信息并抢占先机。信息利益主要有三种表现形式：通路（access）、举荐（referrals）和先机（timing）。其中通路优势强调行动者获取信息的渠道来源会更多；举荐主要是指位于结构洞位置的行动者可以与更多的节点联系，从而获得更多的合作机会；而先机则强调行动者可在第一时间获取最新的信息。相对网络中的其他行动者，控制收益主要是指处于结构洞位置的行动者在面对实际问题时可以采取两种策略以最大化自身收益。一种是桥梁策略，在寻求合作共赢的两个或者更多行动者中做第三方；另一种是沟通策略，在有利益冲突的两个或者更多行动者中做第三方。杨和刘（Yang and Liu，2012）的研究认为处于结构洞位置的企业更易于获取企业家收益或者额外的中介收益，因为该位置为企业提供了一个在其他互不联系的企业间整合资源和信息的机会，处于结构洞位置的企业就可以将这些资源和信息转化为一种新的产品或市场模式。

第三节　社会网络研究方法与相关模型

有别于有明确的边界和秩序的群体，社会网络（social network）是一种基于"网络"的社会组织形式。从前人的研究之中，我们可以总结出，在社会网络中网络的结构特征（或称拓扑结构）和节点属性是影响网络形成的两大重要因素。我们的研究之一就是探究在线健康咨询平台中，这两大因素对医生团队形成的影响。为了选择合适的研究模型，本书对前人在社会网络领域应用过的方法和模型进行了分析。穆索莱西等（Musolesi et al.，2004）基于社会网络理论和仿真方法提出了一个新型的移动模型，用来描述个体之间社会关系的形成和改变。希尔等（Hill et al.，2010）将 SIS 传染病模型创新性地运用到社会网络研究中，探究了情感在社会网络中的传播途径。沙帕桑德等（Shahpasand et al.，2013）的研究构建使用决策模型（usage decision model）来控制社会网络中私人数据不被非法访问和使用。同时，有学者构建了适用于社会网络的广义马尔可夫图模型,并对其在社会网络中的综合应用进行了评价。此外,本书对近年来我国学者在社会网络领域的相关文献进行了进一步的综述(见表2-2)。总体来说,前人研究的模型大多是从社会网络的拓扑结构或节点属性中选取一个维度(中心度、密度、边等属性)进行的定性研究,但是缺乏定量的研究,并且不能同时应用于检验网络两方面的属性。

表2-2 部分社会网络模型基本信息

模 型	作者和年份	研 究 内 容
声望模型	汪云林、韩伟一(2006)	指出了声望模型存在理论缺陷和缺乏普适性。作者基于最小成本理论,综合考虑了信息衰减、随机过程和多强度等多方面因素,改进了声望模型,并具体实施
舆情传播模型	黄格(2015)	基于复杂网络理论博弈论,利用仿真方法对舆情传播过程和结果进行分析,探究影响舆情传播的相关因素
基于组织学习的社会网络模型	余运成、邵波(2011)	基于该社会网络相关理论和方法构建了一个组织学习的社会网络模型,进而帮助社会组织有效地改进其学习能力
基于社会网络的信用模型	刘驰(2010)	综述了计算机领域中信用模型和模型抗攻击能力的相关文献,并结合了目前企业的应用现状,提出一种可以抵抗外部攻击的信誉与信任的社会网络模型
社会网络影响力模型	黎雷(2010)	在相关理论的基础上,基于现实网络中影响力传播的过程和特性,建立了多种传播模型,并考虑了影响力最大化问题

指数随机图模型(ERGMs)刚好可以完美地解决这些问题,指数随机图模型是一种典型的随机社会网络分析模型,该模型是由ER随机图模型发展而来的。1986年,弗兰克(Frank)和斯特劳斯(Strauss)提出了马尔可夫随

机图(Markov random graphs),他们将节点之间的连接边定义为随机变量,并基于节点的马尔可夫依赖假设,用参数估计方法进行推断模拟。沃瑟曼(Wasserman)和帕蒂森(Pattison)在 1996 年提出了马尔可夫随机图更通用的形式(ERGMs)。其创新之处在于他们结合了马尔可夫随机图和霍兰德(Holland)等建立的 P_1 模型,提出了通用指数随机图的对数线性模型。此模型通过计算条件概率来减少部分计算量,消除模型中计算难度较大的标准化因子,通过引入网络结构变量,包括边(edges)、密度(density)、K-星(K-stars)、三角形(triangles)等,来对网络进行更加形象具体的描述。20世纪 90 年代以来,多名统计物理学派学者从多个角度对指数随机图模型作了进一步研究和论证,为指数随机图模型奠定了理论和实践基础。近年来,越来越多的国内学者也开始使用指数随机图模型,刘军运用指数随机图模型来研究了社会支持网络的形成机制;任义科等利用指数随机图模型分析了农民工社会网络的结构和特性;陈爱萍等利用指数随机图模型构建了网络新闻媒体网络并进行了分析;吴铭等利用指数随机图模型对微博链路实施预测等。指数随机图模型的优势主要体现在以下几个方面:

第一,指数随机图模型更贴近也更容易刻画出真实的社会网络。与传统社会网络模型不同,指数随机图模型计算网络中固定节点的实际概率分布充分保留了复杂网络的不确定性,更符合真实复杂社会网络的特性。此外,指数随机图模型是一个多层次的模型方法,它的优势在于可以同时纳入网络拓扑结构和节点属性两个层次的因素,使得生成的模型和结论更为科学合理。

第二,指数随机图模型是一种将多种原理集成融合的方法,该模型源于最大熵原理。虽然最大熵模型形式比较简单,不像其他统计模型有复杂的参数,但它却可以在满足现实中多种条件的约束的同时,又能保证指数随机图模型的平滑性。

第三,指数随机图模型采用蒙特卡洛模拟(Monte-Carlo Simulation,MCS)方法,可以很好地对模型各项参数和拟合优度进行估算。此外,指数随机图模型可以集合其他多种数学模型(包括贝叶斯网络、马尔可夫过程等),对复杂社会网络系统进行更加科学合理的分析和建模。

第四节　社会影响与社会传染

一、社会影响理论

长期以来,众多学者一直认为社会影响会对个体行为或产品采纳行为产生重大影响。社会影响是两个实体为特定行动建立的关系,表现为其中一个个体影响另一个个体的决策和行为。通常,第一个个体为影响者,第二个个体为被影响者。同伴行为强烈影响个体行为的前提源于社会认同理论和自我分类理论。这些理论表明,个体通过将自己归类为与群体相似或不同来形成社会身份,从而导致群体内外比较。个体对群体的认同越多,他为群体所做的努力和做出的贡献就越多,他就越有可能采用群体的规范。这导致个体通常将他们的态度和行为与群体内同伴的态度和行为联系起来。

社会影响理论被广泛应用于各个领域的研究。在病毒式营销中(一种用于品牌推广的网络营销方法),企业通常选择一组有影响力的人,并试图通过给他们试用样品或让他们付款来说服他们采用新产品或服务;然后,让他们向社会网络中的朋友进行推荐。这样就可以通过社会网络中的口碑传播来触发级联效应。研究发现,在在线健康社区中,在线健康咨询成员所获得的情感支持可以通过他们在在线互动中表达的情绪进行评估。通过文本挖掘和用户在线交互的情感分析,可以识别出社区中社会影响力强的用户,从而提升在线社区管理效率。其他与社会影响有关的研究还有技术采纳、科研网络、行为分析、信息传播等。

社会影响理论是社会网络分析中的一个重要理论。网络联系是多样的,社会网络关系通常是线下关系居多,包括朋友、家人、同事、邻居以及和其他熟人之间的关系。然而,同伴对个体行为的影响不限于面对面的互动。

在社会网络等技术媒介环境中,社会影响也普遍存在。社会网络交互在传播信息方面具有重要意义。根据贝尔德(Baird)的研究,在线消费者越来越倾向于通过社交媒体寻求朋友、专家和网络社会群体的建议,这些建议会对其购买方面的决策产生重要影响。在社会网络中,人们也会受到同龄人推荐的影响。相似原则指出,在同一社会网络中的用户很有可能展现出相似的兴趣。例如,内勒等(Naylor et al.,2012)发现,个体往往对与自己相似的在线评论者产生积极评价的产品有更高的购买意愿。此外,社会网络中的社会影响力分析具有重要的社会意义和应用价值:① 在社会学方面,有助于理解人的社会行为;② 在公共服务方面,可以为公共决策和舆论引导提供理论依据;③ 在国家方面,有助于促进国家安全、经济稳定、经济进步等。

社会影响对医生决定是否采纳建议非常重要。研究发现,描述性网络规范——社会网络中的同事关系是医生愿意提供某些服务的关键影响因素。例如,提供家庭干预治疗的医生,其服务意图很大程度上会受到其他医生的态度的影响(刘璇等,2021)。这些医生可能对自己所属的关系网络有很强的认同感。个体对群体的认同感越强,其社会影响力越大(Naylor et al.,2012)。相关数据显示,七成以上的被确定属于个体社会网络的人也属于他们的团队,这表明社会网络和团队之间存在高度的重叠。因此,与医生所处的社会网络相比,团队规范与个体行为之间的关系较弱;并且,与网络规范相比,团队规范具有更大的可变性,这可能降低了团队社会影响的预测能力(Naylor et al.,2012)。

二、社会传染

社会互动影响个体的各种行为和经济结果,包括意见和观点的形成、人力资本的投资、就业和信贷、社会流动和集体决策出现等。社会互动是社会传染的基础。关于产品和服务扩散的研究偏向于强调社会互动的作用,指出采纳行为会受到个体所接触的其他行为者的知识、态度或行为的影响。巴斯(Bass,1969)将社会传染概念化为"模仿效应",他认为这是由于采用者越来越多而出现的现象。巴斯提出了一种社会传播模型,该模型的前提是用户可以通过互动来影响采纳决策。例如,客户的同行提供的信息可以影响客户的偏好,这反过来又会影响他的采纳行为。同行也影响当前采用者的满意度以及其是否抵制采纳。因此,信息的可用性和社会影响力都是这些扩散模型的组成部分。社会传染的方式有很多。里塞拉达等(Risselada et al.,2014)强调了累积采用和同质性对社会传染的重要性。社会传染产生的效应会随着时间的推移而减少,因为随着获取信息的渠道的增多,通过社交联系获得的信息也就变得不那么重要了。还有一个重要的发现是,后期采用者比早期采用者更容易被传染。

社会传染模型显示,不同群体在使用新技术时对新技术的反应不同。因此,社会传染关注的是不同的群体和时间的变化,而不是个人。例如,王殿文等利用某在线网络游戏虚拟付费产品数据,从信息性影响和规范性影响两个角度分析了消费者在初次购买阶段和升级购买阶段是否存在社会传染,并从影响者和被影响者的视角探究了在不同购买阶段,哪些消费者更容易受影响而决定购买。比尔吉瑟(Bilgicer,2015)等借鉴扩散理论研究了社会传染的两个方面(局部传染和相似性)和两个渠道(互联网和实体商店)。他们发现社会传染在新的销售渠道中起主要作用,局部传染和同质性影响不同渠道消费者的采用决策,并且互联网渠道的采纳受社会传染的影响大于实体商店。采纳行为也可以通过社会网络进行扩散,巴普纳(Bapna)和乌米亚罗夫(Umyarov)的研究发现,在线社会网络中的好友影响会导致六成以上用户做出在线购买决策。因此,对医疗专业人员来说,他们的行为也可能受到同行相关行为的传染,从而产生采纳行为的扩散。

第五节　团队中的社会学习

社会学习理论来源于心理学家班杜拉(Bandura)和沃尔特斯(Walters)

的研究,它提供了一种结构化的方法来处理不同学科和不同领域中的各种行为问题。穆罗(Muro)和保罗(Paul)将社会学习定义为因涉及多个利益相关者的交往行为而产生的关系、认知和技术等的变化。他们将关系变化定义为新的关系产生或加强现有关系,将认知变化定义为新知识的产生或现有观点的转变,以及将技术变革定义为技术或能力的转变。同样,昆茨(Koontz)将社会学习视为个体之间的知识转移或个人互动关系的改进。

社会学习的本质是通过观察其他人的行为来学习。例如,在线购物平台为客户提供观察他人行为的平台,客户可以通过在线论坛等浏览其他人发布的评分和评论来获取社交知识和体验。在这个过程中,客户可以清楚地知道他们真正想要购买什么,产品是否满足他们的需求,卖家是否可靠,以及购物体验是否愉快。这些学习行为会影响他们对产品和网站的认识,也会影响他们的购买决策。在线医疗平台也是如此。

社会学习对合作的出现和维持起着重要作用,向他人学习有助于个体适应环境,促进群体合作。基于回报的学习和基于多数人的学习是两种常用的社会学习策略。在基于回报的学习中,人们倾向于模仿成功的同伴;在基于多数人的学习中,人们倾向于遵循多数人的共同行为。这些社会学习策略可以对团队合作的动态变化产生深远影响。此外,当个人利益和群体利益相互矛盾时,基于回报的社会学习通常会破坏群体内部的合作,因为个体总是希望获得比其他合作者更高的回报。相比之下,基于多数人的社会学习可以在个人合作时互相帮助支持。

在团队中,成员因为有共同的目标聚集在一起,任务的分配和处理通常有相似的意图。团队成员利用共同目标和意图,通过不同的社会学习模式来了解彼此。研究发现,团队中社会学习不仅有助于形成团队心理模型[①],也会通过加强团队沟通来提升团队绩效和个体绩效。此外,当团队成员通过社会学习彼此熟悉时,他们之间就可能形成一种交互记忆,使团队成员了

---

① 团队心理模型指个体对自身能力以及团队中所有其他个体执行不同任务的能力的认识。

解队友的偏好和技能,以便在没有明确沟通的情况下预测和协调彼此的行动,确定成员是否可以完成任务(Singh et al.,2012)。因此,在医生团队中,专家之间需要了解彼此的专业知识,通过互动和观察来实现彼此的相互了解,以便有效地分配和利用整个团队中的资源。

第六节　医生团队研究综述

一、国内外研究现状

早在 1975 年,家庭医学领域的专家就曾提出,家庭健康保健服务需要由医生团队合作完成。目前,国外的医生团队服务模式经过长时间的探索与尝试,已逐步形成一个较为成熟的体系,在团队的医生配置、专业设置、责任分工、交流协作等方面都有值得我们借鉴与学习的地方。

不同国家的医生团队服务模式略有不同。加拿大在 1994 年实行的医疗改革中,正式提出了九条基础医疗保健方面的革新建议,其中一条就是鼓励各科医生以团队形式开展工作。后来加拿大政府出资鼓励全科医生与其他医疗保健领域的人员进行合作,其中包括药剂师、营养学和精神病学方面的专家学者以及医学科研工作者等。英国采用的是基层保健团队的模式,在政府的鼓励和倡导下,由全科医生、护师、药剂师、健康管理保健师等医疗人员组成团队开展社区卫生服务,社区居民可以选择与该团队签约,享受团队医疗服务。团队中,全科医生的职责是最重要的,不仅要承担临床医疗诊断工作,还要开展健康教育等工作。一般情况下,所有的全科医生共同对团队负责,他们有权根据社区服务的工作量来决定是否雇用医疗服务人员。与英国的社区居民自主签约模式不同,巴西则是建立团队辖区责任制,通过组建全科卫生工作队为辖区内居民提供全面的医疗保健服务。一般而言,一个全科卫生工作队的标准配置为 1 名全科医生、1 名护士、1 名牙医(六成以上的团队会有)和 4~12 名社区代理人。其中社区代理人通常是由护士或社区督导员担任，主要负责卫生工作队与社区居民之间的联系沟通工作。

我国医生团队建设起步较晚，相关研究也比较匮乏。但我国医疗界也逐渐认识到了建立全科医生团队的重要性，并在《国家基本公共卫生服务规范（2017年版）》中明确强调了建设家庭医生服务团队的必要性与紧迫性。2001年8月在北京启动的中英城市社区卫生服务与贫困救助项目（Urban Health and Poverty Project，UHPP），是我国在城市社区卫生领域接受无偿援助的一个国际项目。经过多年的深入研究，该项目得出了一条重要经验：要在借鉴英国社区卫生服务模式的基础上，形成符合我国国情的社区卫生服务模式，构建以全科医生为主体的医疗团队。

合作通常涉及两个或多个个体（个人、团队或组织），他们通过共享资源和交流技能解决问题，以便共同完成一项或多项工作任务。在此过程中，个体之间相互沟通以协调团队内的任务分配。简单来说，团队通过共同努力实现群体目标，其中共同努力包括共享信息和创新。在线合作是指个人或群体以互联网作为沟通媒介的合作。当下，越来越多的团队依赖基于互联网来跨区域交流思想，协调任务和工作。研究者们发现，互联网可以将单向知识导入转变为服务提供者与其购买者之间的双向知识流，从而促进团队成员之间的知识共享。因此，基于互联网的开放式创新所积累的信息和资源往往是跨技术、跨部门、跨行业、跨产品的。团队成员的知识与能力可以互补，团队将最有价值的知识与其内部资源和团队能力相结合，就可以实现知识协同。

医疗团队是借鉴团队合作模式在健康服务领域中兴起的一种合作模式。医疗团队将不同医院不同部门中拥有互补技能和不同优势的医疗服务人员进行优化组合，从而形成高效运作的团队。团队成员共同努力，充分发挥整体优势，为患者提供高效、高质量、全过程、全方位的服务。研究者认为，医疗团队可以提供高质量护理以及专业的合作环境。理论上，为了提高健康管理的科学性以及专业性，医生团队为医院内部不同学科之间的合作提供了一个全新的资源整合平台，整合医院内部的专家的专业知识，不仅包括二级学科和一级学科的整合，也包括不同学科和科室的整合。

总的来说,患者都希望能够得到专业、优质、全面的健康管理,更愿意得到拥有扎实临床基础以及丰富临床经验的医护人员对其进行诊断和治疗。虚拟医生团队能够集中各医院学科带头人作为不同团队的领导,以互联网为媒介,组织团队为患者服务,此外还增加了跨医院、跨地区的合作,更加广泛地整合了线上和线下的医疗资源,为患者提供更加专业、全面、便捷的咨询服务。这样,虚拟医生团队既可有效提升健康管理服务质量,又可以提高患者健康管理的满意度和依从性。

二、医生团队作用研究

医生团队对疾病诊断和治疗的影响是国外研究的重点。多数研究表明医生团队可以显著改善病人病情、提高疾病治愈率。医生团队中不同专业的医生之间进行讨论,充分权衡各种治疗方法的优、缺点,有利于制定一个最优治疗方案,从而促使病人病情得到改善。福雷斯等(Forrest et al., 2005)发现,医生团队诊断使患者化疗成功率和生存时间都得到显著提升。具体来说,成功率可以由 7% 跃升到 23%,生存时间也可以从 3.2 个月提高到 6.6 个月。也有的学者是以患者效应的视角展开研究的,接受医生团队诊断治疗的患者可能会有一种满足感或幸福感。这是因为医生团队向患者共享了医生会诊的结果,并为病人提供了关于治疗方案的详细描述。国内学者荆媛等(2013)发现,医生团队在健康教育、健康干预、帮助病人自我控制行为等方面有显著效果;章菱等(2008)的研究证明,医生团队不仅显著提高了医疗资源的利用率,而且在逐步推进慢性病患者的健康促进工作。

但是也有很多学者质疑,医生团队是否会带来积极影响。一些研究将由医生团队诊断的病人作为实验组,将未经医生团队诊断的病人作为对照组进行对比研究。但是由于数据限制,采用随机对照试验比较困难,所以研究者很难将病人治疗效果差异归因于医生团队。此外,在研究期间,技术变革、手术状况、治疗方案的可行性以及其他变故都可能会影响到研究结果。此外,对一些极其棘手的疑难杂症,很多医生团队也束手无策。

三、医生团队绩效影响因素研究

团队在各种组织和活动中无处不在,但是关于团队绩效的问题存在很多争议。尽管许多研究已经尝试评估团队的最佳组成结构,但影响团队绩效和团队成员个体绩效的因素很多,这些因素之间的相互作用是复杂的。关于团队组成机制以及如何改善团队绩效仍然存在许多问题。团队中每个人都有不同的技能、经验和工作风格。团队因素和个人因素以及它们之间的相互作用共同影响团队绩效和个体绩效。

在个体层面,单独考虑人口统计特征(如种族、年龄、性别、教育背景等)对团队绩效影响的研究较少,而更多的研究会关注人口统计特征的多样性如何影响团队绩效。团队的人口特征多样性通常与能力、个性和价值观等方面有关。然而,关于一些深层变量(如性格、信仰、价值观等)和团队绩效之间关系的研究表明,与团队异质性相比,团队成员人口特征的平均化对团队绩效有更大的影响。当人口统计特征多样性水平较高的团队拥有更多与任务有关的知识时,团队中人口统计特征的平均值就可能与团队绩效有更强的关系。

团队异质性通常被定义为个体属性之间的差异。团队异质性是影响在线协作系统中群体性能的关键因素,异质性可能通过团队成员协作期间的沟通过程影响团队绩效。许多研究者认为,异质性影响团队绩效和成员满意度有两种机制:信息决策视角和社会分类视角。前人关于团队协作的研究通常将团队异质性视为人类群体智慧最重要的基础之一。有学者认为团队异质性有助于提高团队绩效。一种技能(一种特定类型的专业知识)的边际收益随着技能种类的增加而减少。与所有团队成员仅拥有一种技能相比,成员技能多样化可能会提高整个团队的绩效。也有学者认为,由拥有不同职能背景的成员组成的团队应该有更多的观点和知识可供借鉴,应该能够胜过具有相同职能背景成员的团队,因此团队成员的职能多样性能够提高团队绩效。李树祥和梁巧转(2015)通过对营销、研发、生产、管理等不同职能的团队调查研究,发现团队成员之间的性别多样性会给团队绩效带来正向的影响。然而,这种观点忽略了一个事实,即只有在协作过程中完全不存在社交互动时,简单聚合才能很好地进行。研究结果表明,互动群体的异质性有时会导致不利的群体动态,例如沟通成本高和冲突增加。事实上,同质性较高的团队具有更高的凝聚力,因为团队成员容易观测的特征(如种族、民族、语言、性别和年龄)的差异容易产生歧视,在团队形成的早期阶段,异质性对团队成员的心理安全和团队满意度往往会产生负面影响。

在团队层面,团队凝聚力也是影响团队绩效的一个重要因素。团队凝聚力反映了成员在实现团队目标方面坚定的程度。具有强烈的归属感和对群体自豪感的团队成员更有可能主动寻求合作、互相交流并交换意见。然而,一些研究者发现,在信息技术团队中,当团队凝聚力很高时,职能多样性会对创意实施阶段所花费的时间产生负面影响。不同类型的团队冲突也会对团队绩效产生不同的影响。研究人员将冲突分为任务冲突和关系冲突。团队成员之间的任务冲突,会导致团队管理者认真审视反对意见,重新评估现状,这就促进了新思想和解决方案的产生,并提高了团队解决问题的能力。从这个角度来看,这种冲突有利于提高团队绩效。与任务相关的冲突不同,关系冲突会阻碍信息处理并干扰个人的认知功能,从而可能会破坏团队的运作,阻碍团队内部的有效沟通,降低团队成员对彼此思想的接受程度,对团队绩效造成负面影响。杨柳和马璐(2016)认为,团队凝聚力具有调节作用,提升团队凝聚力能够降低任务冲突转化为关系冲突的概率,有助于发挥任务冲突的积极作用,促进团队内的学习、合作和信息交流,从而有助于团队绩效的提升。

之前的研究表明,社会网络拓扑结构也是一种有价值的团队效能预测指标,研究人员通常使用网络密度、网络中心度、网络结构洞和互动程度等对网络结构进行测量。因此,网络特征反映了知识交流的社会能力。团队规模也是影响团队绩效的重要因素之一。有研究发现,团队规模与团队创新绩效之间存在正相关关系,因为在较大的团队中,可能会产生更多不同的观点,拥有更多的技能,创意的数量和质量也随之增加。虽然规模较大的团队拥有更多的集体智慧,但较小的团队可以更快地提升团队凝聚力,从而提高团队的初始绩效。

相关研究表明,医生团队的稳定性与决策质量都与团队领导人能否有效领导团队有关。有效的护理也是影响诊断和治疗效果的关键,因此也有研究着重强调了团队成员审视和加强护理人员(特别是护士)的作用。团队会诊的有效性还取决于其他一系列因素,如团队构成、团队成员的专业性等。陈锐(2017)的研究表明,国内医生团队的构建需要注意两点:一是要加强医生和护士协作,充分发挥各自的长处,在突出医生在团队协作中的主体地位的同时,辅之以社区护士的协助护理,为社区居民提供高质量的医疗保健服务。二是医生和护士职责明确,分工合理。以家庭医生团队为例,该团队成员通常包括医生、护士和公共卫生医疗人员,团队内部必须各司其职才能提高效率,提供更好的服务。此外,信息化建设也是我国医生团队建设的重中之重,除了开发传统的医疗服务软件,还需整合各种互联网信息平台,在建立病人个人的"电子健康档案"的同时进一步为医生团队与病人的在线沟通提供便利,以提高诊断准确率和效率(陈锐,2017)。

四、个体绩效影响因素

研究团队中个体绩效的影响因素,有利于组织更好地支持团队成员,并为个人如何在团队中更好地发挥自己的作用提供有效的指导。显然,影响团队成员在团队中表现的因素之一是与任务有关的知识和技能。价值观和兴趣也会影响个人在团队中的表现,因为价值观和兴趣是理解人们态度和动机的基础,它们会影响人的感知并可以传达出人们在生活中重要的思想(Bardi et al.,2009)。另一个对个体绩效产生较大影响的重要个人特征是性格。多年来,许多学者把性格特质作为工作绩效的影响因素之一。卡特等(Carter et al.,2014)发现,有责任心这种性格特质与工作绩效呈倒 U 形关系,那些具有中度或高度责任心的人通常具有较强的适应能力,因此具有较高的生产力。缺低责任心可能导致不太积极的行为结果。当个体的责任心过强时,又可能会导致过度思考以及对秩序和细节过度的关注等行为。

然而,越来越多的研究表明,除了技术能力等个人特征,一些团队层面的特征也会对团队成员的绩效产生重大影响。个人的特征和个人与他人的关系都会影响其在团队中的表现。卡罗等(Carol et al.,2020)的研究将团队成员的性格、网络中心度和团队研究相结合,发现个人的责任心会影响其与其他团队成员互动的方式和程度,这反过来又会影响他们在团队中的表现。另外,他们还发现,社会网络的工具性和表达性关系这两个方面的相互作用会影响责任心和个体绩效之间关系,为其他成员提供越多的社会支持或情感支持可能有利于个体在团队中的表现。陈璐等(2009)将社会网络理论引入虚拟团队个体的绩效研究中,发现网络结构的稀疏性和知识的多样性都能正向促进个体在虚拟团队中的工作绩效,同时,虚拟团队人际网络中中心性高的个体可以利用位置优势聚集团队资源、树立威信,从而提高团队工作效率,其个人总体绩效高于其他团队成员。

第七节 本章小结

国内外学者侧重研究线下医生团队对诊断治疗效果的影响,取得了一定理论成果,但仍存在很多局限性。

(1)数据来源比较单一,以问卷调查为主,样本量较小。研究大多局限于线下医院和社区,获取数据比较困难,且实验主要是围绕某几个医生团队展开的。

(2)对团队与医生内在关系与相互影响的研究很少。传统研究大多是以患者为切入点展开的,主要研究团队对患者病情的影响,但实际上医生作为团队的核心,研究团队与医生个体的关系与影响也是十分重要的。

(3)对虚拟医生团队研究不足。互联网打破了时间与空间的限制,相较于线下,线上医生团队面临新的机遇与挑战。

(4)研究团队的影响时只是粗略地比较实验组和对照组的均值有无显著差异,没有剔除外部因素的干扰。

许多领域都从虚拟团队合作中获益匪浅。然而,团队绩效、个体绩效以及团队模式的采纳和扩散行为并非完全适用于虚拟医生团队。随着我国医疗行业不断变化,技术不断进步,医疗成本增加和整合等问题成为真正的挑战。虚拟医生团队服务是一种新兴的在线市场服务模式,医生与患者之间的在线咨询不再是一对一的,而是多名医生同时接受患者咨询,就可能导致信息不对称。并且,不同医生经验、背景都有差异,为患者提供的诊疗服务也会因人而异,因此虚拟医生团队可能存在很大的不确定性。关于虚拟医生团队内部异质性的研究在信息系统领域还未得到充分的重视。提升团队绩效和个人绩效对医生持续积极参与虚拟医生团队服务极为重要,但是目前关于如何提升团队绩效和个人绩效的研究并不多见。另外,虽然在线银行、在线购物等在线服务的采纳与扩散已得到广泛研究,但医疗保健行业的互联网服务采纳速度相当缓慢。由于在线医疗服务与普通商品不同,描述医疗市场中在线服务的采纳与扩散的影响因素比较困难。综上所述,关于虚拟医生团队的研究面临着新的机遇与挑战。

第三章　虚拟医生团队全国现状分析

　　本章将对好大夫在线、挂号网医生团队的医院特征、地区分布、科室分布、团队绩效、团队创建的时空演变进行分析。

　　在选取研究数据时，由于好大夫在线一些医生团队数据缺失严重，本章选取了截至 2019 年 1 月 12 日数据完整的 1 568 个医生团队进行分析，其中包含 5 481 名医生。并选取挂号网上截至 2018 年 6 月份数据完整的 7 081 个医生团队进行分析，其中包含 39 097 名医生。

第一节　医生团队的医院分析

　　医生所在的医院会显著影响在线健康咨询平台上用户对其的信任度，在我国医院等级高低代表着医院整体实力水平，三级甲等医院的医疗设施好、医生水平高。医生团队的医生所属医院等级是吸引在线患者下单的重要因素,好大夫在线和挂号网两个平台一直宣称其大部分医生来自国内重点医院,通过数据分析可以得出两个平台不同等级医院的分布情况。分析过程包括两部分:首先以医院数量为基础,分析医生团队中所有医院的等级分布情况;其次以医生数量为基础,分析医生团队中医生所属医院的等级分布。

一、医生团队的医院等级分布情况

如图 3-1 所示,好大夫在线医生团队的 5 481 名医生来自全国 718 家不同的医院,其中有 501 家三甲医院,90 家三级(除三甲外)医院,仅有 127 家二甲及以下的医院,说明好大夫医生团队的医院大部分是公立的大医院,三甲医院占比为 69.8%。

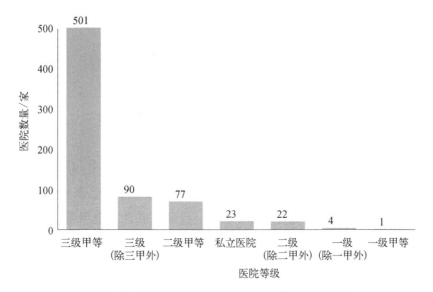

图 3-1　好大夫在线医生团队的医院等级分布情况

如图 3-2,挂号网医生团队的 39 097 名医生来自全国 907 家不同的医院,其中有 647 家三甲医院,40 家三级乙等医院,73 家三级(除去三甲、三乙、三丙)医院,仅有 147 家二甲及以下的医院,说明挂号网上的医生团队与好大夫在线一致,所属医院大部分是公立的大医院,三甲医院占比为 71.3%。

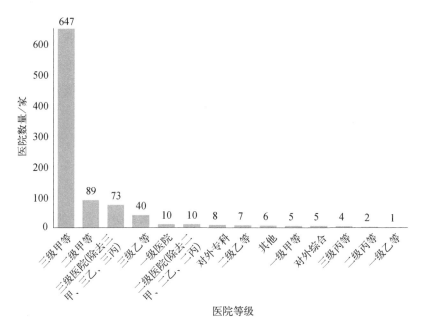

图3-2 挂号网医生团队的医院等级分布情况

二、医生团队医生的医院等级分布情况

如图3-3所示,好大夫在线医生团队5481名医生中,共有4894名医生来自三级甲等医院,占比为89.3%;有264名医生来自三级医院(除去三甲医院),占比为4.8%;有155名医生来自二级甲等医院,占比为2.8%;有96名医生来自私立医院,占比为1.8%;有60名医生来自二级医院(除去二甲医院),占比为1.1%;有12名医生来自一级医院,占比为0.2%。

挂号网医生团队的医生也大部分来自三甲医院。如图3-4所示,医生团队39 097名医生中,共有36 037名医生来自三甲医院,占比为92.2%;来自三甲等级之下医院的医生只有3 060位,占比为7.8%。可以看出,两个平台上的来自三甲医院的医生占总医生数量的比例高于三甲医院占总医院数量的比例。

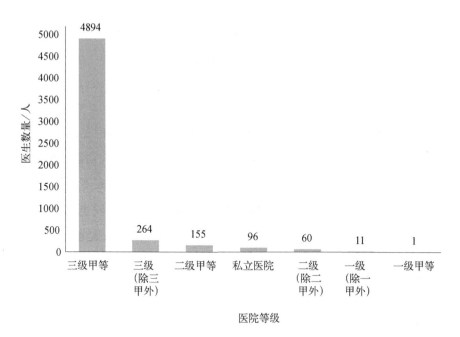

图3-3 好大夫在线医生团队医生的医院等级分布情况

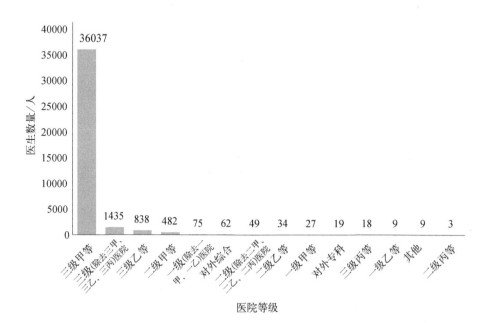

图3-4 挂号网医生团队医生的医院等级分布情况

第二节　医生团队的地区分析

虚拟医生团队线上问诊克服了时间、地域、空间的障碍,但是线上患者想转到线下治疗时,医生所在的地理位置也将变得很重要。由前面的分析可知,虚拟医生团队的医生大部分来自三甲医院,三甲医院的数量在不同城市有着较大的差异:比较发达的城市,人口密度较大,相应的三甲医院也较多。本节通过统计医院和医生的地区分布情况,来分析医生团队地理位置分布情况。

一、医生团队的医院地区分布情况

好大夫在线的 5 481 名医生来自全国 718 家不同的医院。图 3－5 显示

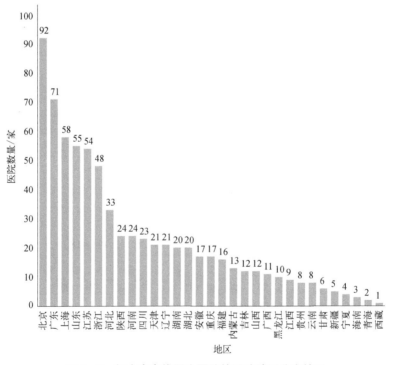

图 3－5　好大夫在线医生团队的医院地区分布情况

了各个地区的医院数量,不难看出,北京市、广东省、上海市三个地方的医院数量最多,分别为 92 家、71 家和 58 家。这三个地方聚集了大量的医疗资源。医院数量从东部沿海地区向西部地区逐渐减少,与实际的医疗资源分布情况一致。

挂号网 39 097 名医生来自全国 907 家不同的医院,图 3-6 显示了各个地区的医院数量,山东省、上海市、北京市三个地区的医院数量最多,分别为 103 家、97 家和 78 家。与好大夫在线不同的是,挂号网医生团队所属的医院除了集中在东部沿海地区,中部地区数量也很多,分布相对均匀。

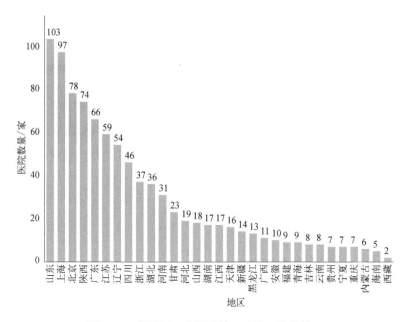

图 3-6　挂号网医生团队的医院地区分布情况

二、医生团队的医生地区分布情况

图 3-7 显示了好大夫在线医生团队的医生数量排名前 10 的地区分布情况,可以看出来自上海市、北京市、广东省三个地方的医生人数最多,分别为 1 111 名、1 085 名和 497 名。医生数量也是从东部沿海地区向西部地区逐渐减少,这与好大夫在线医生团队的医院地区分布情况基本相似。

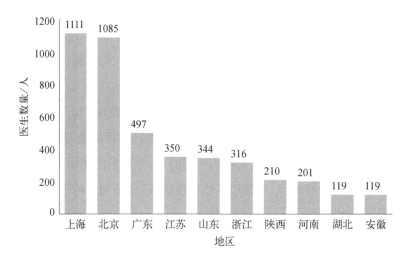

图 3-7 好大夫在线医生团队的医生数量排名前 10 的地区分布情况

图 3-8 显示了挂号网医生团队的医生数量排名前 10 的地区分布情况，可以看出来自山东省、陕西省、上海市三个地方的医生人数最多，分别为 5 921 名、4 568 名和 3 681 名。医生分布情况比起好大夫在线更加均匀，东部沿海和中、西部都有很多医生。

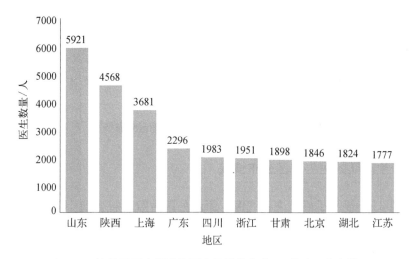

图 3-8 挂号网医生团队的医生数量排名前 10 的地区分布情况

第三节 医生团队的科室分析

医生团队提供的服务主要是在线咨询服务,不同疾病由于严重性和隐私性存在差异,有些疾病适合线下问诊,有些疾病不适合线下问诊。分析医生团队中各个医生所属科室的情况,有利于优化虚拟医生团队的服务模式。

好大夫在线医生团队的 5 481 名医生来自 464 个不同的科室,图 3-9 显示了医生数量排名前 20 的科室情况。20 个科室仅占总科室数量的 4.3%,却包含了 2 418 名医生,占医生总人数的 44.1%。该数据说明医生团队的医生比较集中于热门科室,其中泌尿外科、神经外科、骨科最为热门,分布符合"二八定律"。

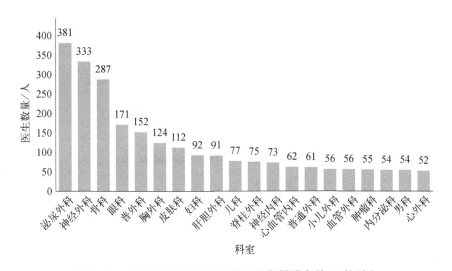

图 3-9 好大夫在线医生团队的医生数量排名前 20 的科室

挂号网医生团队的 39 097 名医生来自 2 436 个不同的科室,图 3-10 显示了医生数量排名前 20 的科室情况。20 个科室仅占总科室数量的 0.82%,

却包含了 13 283 名医生,占医生总人数的 34.0%。该数据说明挂号网医生团队的医生与好大夫在线基本一致,但更集中于某些热门科室。在好大夫在线和挂号网两个平台,泌尿外科、骨科、神经外科都是医生人数较多的科室。

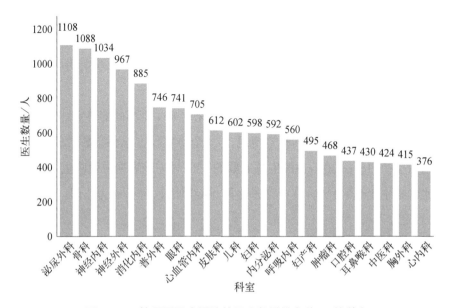

图 3-10　挂号网医生团队的医生数量排名前 20 的科室

第四节　医生团队的绩效分析

医生团队的订单量是衡量医生团队绩效最为方便、合适的指标,团队绩效是医生和平台都非常关注的。在线咨询平台的医生团队由于打破了时间、空间、地域的界限,经验相对丰富的医生将会吸引到全国的患者前来咨询。虚拟医生团队的绩效可能符合"二八定律"。

由图 3-11 可以看出,在好大夫在线 1 568 个医生团队中,有 929 个医生团队的订单量小于等于 20,占比为 59.2%;262 个医生团队的订单量大于 20

且小于等于 40,占比为 16.7%;137 个医生团队的订单量大于 40 且小于等于于 60,占比为 8.7%。分析上述数据可知,共有 84.7% 的医生团队的订单量小于等于 60。

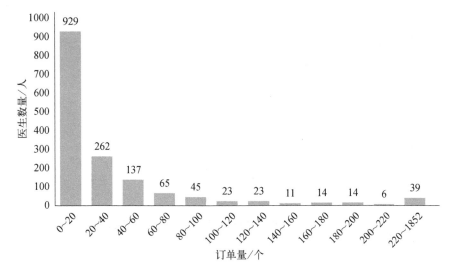

图 3-11 好大夫医生团队不同订单量的医生团队数量

由图 3-12 可以看出,在挂号网 7 081 个医生团队中,有 5 282 个医生团队的订单量小于等于 50,占比为 74.6%。

图 3-13 是好大夫在线医生团队订单量的帕累托图,所有医生团队按照订单量降序排列。横轴是医生团队累积百分比,左边的纵轴是订单量累积百分比,曲线显示了订单积累量百分比如何随着医生团队累积百分比变化。右边的纵轴显示了医生团队的订单量。可以看出,好大夫在线平台上 80% 的订单量由 28.32% 的医生团队完成。

图 3-14 是挂号网医生团队订单量的帕累托图。可以看出,挂号网上 80% 的订单量由 6.75% 的医生团队完成,订单量相比于好大夫在线更加集中在少数医生团队。

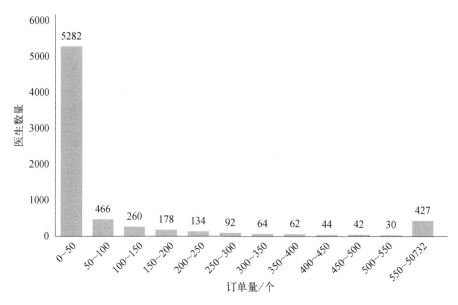

图 3－12　挂号网医生团队不同订单量的医生团队数量

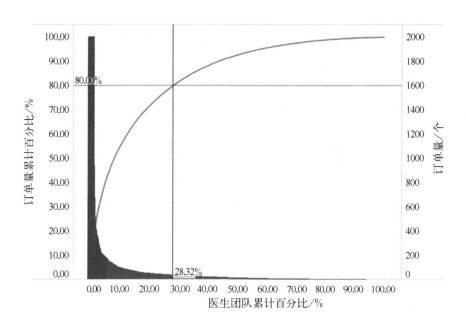

图 3－13　好大夫在线医生团队订单量的帕累托图

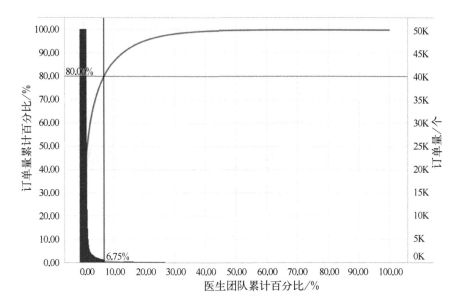

图 3‑14　挂号网医生团队订单量的帕累托图

第四章　虚拟医生团队形成机制研究

　　研究网络形成机制是深入研究网络特性的前提条件。只有当我们掌握了医生团队的形成机制，才能更好地探究医生团队网络的其他特性，为团队的建设和发展提出有价值的意见和建议。很多传统社会网络分析方法对网络形成机制的研究比较单一，常常只关注节点数量、边数、密度等指标，而没有考虑网络的整体特征。

　　指数随机图模型是一种以统计学为基础对社会网络潜在驱动直接建模的方法。与先前构建网络的方法相比，指数随机图模型具有易于描述网络的传递性以及展现网络形成过程的优点。同时，该模型也能够很好地综合社会影响模型中的外生属性（节点属性）和社会选择模型中的内生结构依赖（网络连接结构），使得构建出的社会网络更加真实。本章主要是基于指数随机图模型来研究医生团队的形成机制。

第一节　医生团队网络数据描述

首先我们从挂号网上爬取 2015 年 5 月到 2018 年 6 月所有医生团队的数据,同时爬取所有与团队医生同医院、同科室的未加入医生团队的医生的数据,最后共计获取 7 420 个医生团队、39 327 名团队医生、38 709 名非团队医生的数据。上述数据包括团队层面和医生个人层面的数据。团队数据主要包括团队编号、团队成员、创建时间、团队订单量、省份、擅长疾病等;医生个人数据主要有团队编号、姓名、性别、医院科室、医院职称、科研职称、预约量、问诊量、图文问诊价格、视频问诊价格、用户评分等;非团队医生只有医生的个人数据。本章对医生团队网络按照时间跨度进行切片并将结果可视化,通过医生团队成立时间分布图(图 4-1)我们可知:

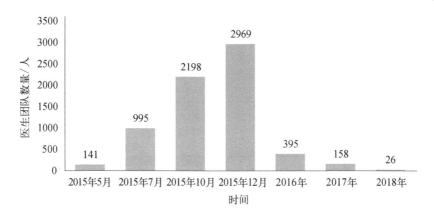

图 4-1　医生团队成立时间分布

(1) 医生团队急剧增长期为 2015 年下半年到 2016 年上半年,而后 2017 年和 2018 年上半年处于平稳期,增长较为迟缓。这说明医生团队在上线之初受到了用户的好评与欢迎,从而迎来了一段快速增长的爆发期。但是随着数据的急剧上升,团队内部的一些问题也暴露出来,由于平台管理者和医生不清楚医生团队的形成机制和发展趋势,导致一些医生团队解散。

(2) 医生团队先是较为集中地分布在中西部(陕西省)和山东省,而后逐渐向东部沿海地区扩散,最终集中分布在东部较为发达的几个省或市(上海市、北京市、山东省、广东省等)。

由于7 420个团队涉及的科室、疾病种类过多,而且彼此之间相关性并不高,如果将7 420个团队的所有医生直接构建社会网络来分析,会影响结果的准确性。表4-1展示了7 420个医生团队中排名前10的科室的名称,其中来自骨科的医生团队有480个(约占总体的6.5%)。为了进一步细化研究,本实验最终选择骨科的医生团队为研究对象,主要原因如下:

(1) 骨科医生团队数据最多,团队医生占总体比重较大,有利于后续研究的展开。

(2) 据统计,我国的骨关节炎患者超过人口总数的10%,多达1亿以上,且发病率随年龄增加而升高。但是目前国内医疗资源不均衡的问题仍比较显著。

表4-1 医生团队数量较多的十大科室

科　　室	医生团队数量/人
骨科	480
神经内科	192
泌尿外科	190
神经外科	186
消化内科	165
普外科	152
眼科	144
心血管内科	136
皮肤科	124
儿科	114

通过数据清洗,删去部分数据不完整的医生和其团队,最终得到 480 个医生团队,包括 2 507 名团队医生,对照组有 2 623 名非团队医生。医生属性包括连续型变量和分类型变量,连续型变量包括医生主页关注量、评分、订单量和收费价格等;分类型变量主要包括医生职称、医院、科室等。由表 4－2 可知,团队医生和非团队医生在评分、职称和收费价格上有显著差异,团队医生均值都高于非团队医生,这也证明团队的形成是存在某些内部联系的。表 4－3 为各变量之间的相关性关系。分析可知,医生关注量、评分、订单量三者存在高度共线性,为了排除共线性影响,结合模型需要,后续研究中我们剔除了评分和订单量两个变量,仅保留了关注量这一指标。最后我们构建了医生团队网络,部分节点信息如图 4－2 所示。

表 4－2 团队医生和非团队医生 T 检验

变 量 名	团队医生均值	非团队医生均值	T 检验
关注量	90.90	89.72	0.113
职称	2.861 3	2.621 8	8.312（＊＊＊）
评分	1.923	1.652	2.676（＊＊＊）
订单量	233.04	277.28	－1.568
收费价格	175.85	13.87	87.439（＊＊＊）

表 4－3 变量相关性表

	关注量	职 称	医 院	科 室	评 分	订单量	收费价格
关注量	1						
职称	0.299**	1					

续 表

	关注量	职 称	医 院	科 室	评 分	订单量	收费价格
医院	−0.286**	−0.067**	1				
科室	0.042**	−0.037**	0.201**	1			
评分	0.689**	0.212**	−0.274**	0.038**	1		
订单量	0.756**	0.266**	−0.274**	0.041**	0.724**	1	
收费价格	0.007	0.101**	0.131**	−0.181**	0.008	−0.022	1

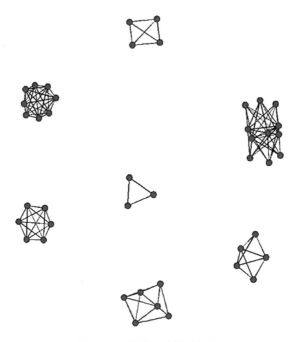

图 4 - 2　部分医生团队网络

为更好地契合和检验我们的假设，根据前人的研究，我们将连续变量处理为 0—1 分类变量，我们在表 4 - 4 中统计了经过预处理后各变量的类型和含义。

表 4-4 变量预处理后结果

医生属性	变量类型	含　义	测　量　方　法
关注量	二元分类变量	医生在平台的关注量	关注量前 25% 取值为 1，其余为 0
职称	二元分类变量	医生在医院的职称水平	副主任及以上级别取值 1，其余为 0
医院	分类变量	医生所在医院	每家医院为一类
科室	分类变量	医生所在科室	每个科室为一类
收费价格	二元分类变量	医生在平台上提供服务的定价	收费价格最高的前 25% 取值 1，其余为 0

第二节　理论与研究假设

一、网络拓扑结构

众所周知，边是社会网络中各节点间关系的直观体现，构建网络中的节点和维护节点之间的交互关系是需要成本的。事实上，有研究指出，以国外知名的社交平台 Facebook（脸书）为例，大多数用户的主要交互都局限于一个小范围的好友网络中。用户仅仅趋向于和很小一部分的朋友联系（吴江等，2017）。因此我们提出以下假设：

> 研究假设一　在医生团队网络中，医生间团队关系的形成是需要成本的。

根据前人文献所得，在三元分析级别中，包括网络闭合理论、平衡理论在内的多种理论都认为社会网络中存在传递三角的趋势。三角传递是指，

如果节点 i 与节点 j 形成关系边，同时节点 j 与节点 k 形成边，那么节点 i 和节点 k 很可能也会形成边，构成一个三角关系。因此我们提出以下假设：

研究假设二 在医生团队网络中，医生间团队关系形成具有三角传递性。

二、节点属性

社会资本（social capital）是研究社会网络的一个重要维度，社会网络的形成受到处于社会网络中每个个体的社会资本的影响。研究发现，网络中用户的社会资本会使用户对网络关系形成偏好性（Nahapiet and Ghoshal，1998）。社会资本理论表明，社会网络中拥有较高的关系型社会资本的节点，将更有可能在网络中获得更多的社会资源。

我们探究在线健康咨询平台中的医生的社会资本（包括医生职称、收费价格）是否可以促进团队关系的形成，对此我们提出以下两个假设：

研究假设三 低职称的医生具有扩张性，更容易形成医生团队。

研究假设四 收费价格低的医生具有扩张性，更容易与别的医生组成团队。

同质性（homophily）也是社会网络的一个重要概念。麦弗逊等（McPherson et al.，2001）提出社会网络中的同质性原则，即相似性高的节点之间建立联系的可能性要显著高于在相似性较低的节点间建立联系的可能性。个体间的同质性主要是基于人口特征来展开的，比如性别、年龄、民族、职业等。也有学者将同质性理论运用到电子健康的研究中，证明了在治疗方案和健康状态两方面具有同质性的患者可以形成友好关系。基于同质性理论，我们探究在健康社区的医生团队网络中，医生属性（包括医院、科室）的同

质性是否有利于促进团队关系的形成,对此我们提出以下两个假设:

> 研究假设五 同一家医院的医生直接更容易形成医生团队。
>
> 研究假设六 同一科室的医生直接更容易形成医生团队。

医生的社交属性也会影响社会网络的形成,用户的社交属性使用户对关系的形成存在偏好(Vanheule et al.,2011),不同社交属性的节点处于网络的不同位置,每一个用户根据各自的社交属性来构建属于自己的独特的社会网络。另外,用户的社交属性也在无形中影响用户对不同信息的获取。基于此,我们提出以下假设:

> 研究假设七 低关注量的医生之间更容易形成医生团队。

三、多重网络融合

多重网络(multiple network)已成为当前在线社会网络的热点之一,将多个网络进行融合才能更好地刻画复杂的网络关系(Saaty,2004)。在线健康咨询平台中,专业医生团队的形成与医生之间的知识背景是密切相关的。本章通过医生擅长诊断和治疗的疾病来构建医生之间的知识网络,并将知识网络加入团队网络中,来探究医生之间知识网络是否促进团队网络的形成。医生知识网络的构建主要是基于医生主治疾病,用擅长诊断和治疗的疾病来代表医生的知识。首先整理每个医生的擅长诊断和治疗的疾病列表,然后利用式(4-1)计算两个医生之间的 Jaccard 系数[①],当医生之间的知识相似度大于设定的阈值(0.3)时,就认为这两个医生在知识网络中形成了边。

$$\text{Jaccard}(A, B) = \frac{X_A \bigcap X_B}{X_A \bigcup X_B} \qquad (4-1)$$

---

① 一种用于比较有限样本之间相似性与差异性的统计量。

其中 A、B 代表两个医生，X_A、X_B 分别代表医生 A 和 B 擅长治疗疾病的列表。对此我们提出以下假设：

研究假设八 医生间的知识结构的重合，可以促进医生团队网络的形成。

综上，本章的假设、参数和模型构型总结见表 4-5。

表 4-5 研究假设、参数和构型

因素类型	假 设	分析层级	图 解
网络结构属性	研究假设一：在医生团队网络中，医生间团队关系的形成是需要成本的	二元层级	边
	研究假设二：在医生团队网络中，医生间团队关系形成具有三角传递性（交互三角形，alternating k-triangles）	多元层级	
	研究假设二：在医生团队网络中，医生间团队关系形成具有三角传递性（交互二路径，alternating 2-paths）	多元层级	
节点属性	研究假设三：低职称的医生具有扩张性，更容易形成医生团队	节点层级	低职称医生A
	研究假设四：收费价格低的医生具有扩张性，更容易与别的医生组成团队	二元层级	低收费医生A
	研究假设五：同一家医院的医生直接更容易形成医生团队	二元层级	医生A 同医院的医生B

续　表

因素类型	假　　设	分析层级	图　　解
节点属性	研究假设六：同一科室的医生直接更容易形成医生团队	二元层级	●———● 医生A　同科室的医生B
	研究假设七：低关注量的医生具有扩张性，更容易形成医生团队	二元层级	●———○ 低关注量医生A
协变量网络	研究假设八：医生间的知识结构的重合，可以促进医生团队网络的形成	二元层级	○———○ 知识网络 团队网络

第三节　医生团队形成模型建立

基于指数随机图模型构建医生团队社会网络，基本思路为：首先明确研究目的，结合社会网络的建模要求，选取合适的网络构型进行社会网络建模；然后利用马尔科夫链蒙特卡洛最大似然估计方法对模型参数进行估计；接着根据估计的参数构建网络；最后对生成的网络进行验证。

基于研究假设，我们利用指数随机图模型构建实验模型，具体公式如式（4-2）。在式（4-2）中，Y 为实际的医生网络，y 为我们利用计算机模拟生成的医生网络，k 为一个归一化参量，统计并算出所有概率取值，用以确保式（4-2）为一个正确的概率分布；H 为观测医生网络中所有的网络结构的集合；θ_H 为对应于网络结构 A 的参数；$g_H(y)$ 为对应于网络结构 A 的网络统计值，当网络结构 H 在网络 y 中出现时，$g_H(y)=1$，否则 $g_H(y)=0$。本节的目的是利用观测医生网络分析并求出模型的最佳参数，使生成的模型网络与观测网络最接近。

$$P_\theta(Y=y) = \left(\frac{1}{k}\right) \exp\left\{\sum_H \theta_H g_H(y)\right\} \qquad (4-2)$$

第四节 结果分析与讨论

表4-6呈现了多个指数随机图模型估计结果。其中模型1只加入了边属性,参数为-7.2($p<0.001$),说明医生团队中医生关系的形成不是偶然的,而是需要一定条件的,研究假设一被支持,这和前人研究结果相符(俞琰等,2012)。

在模型1的基础上,模型2加入了交互三角形、交互二路径,两者均显著正相关,这表明医生团队网络内部存在较多的三角形结构,医生团队关系具有较强的传递性,研究假设二被支持。

模型1和模型2都是从网络拓扑结构的角度来分析医生团队网络的形成机制,在模型2的基础上,模型3加入了医生个体属性,也就是节点属性。在社会资本方面,医生职称系数显著为正,表明低职称的医生具有扩张性。因为低职称的医生处于竞争劣势地位,所以在线上医疗领域,"马太效应"也较为严重。低职称的医生如果想获得更多的资源,"抱团取暖"是一个非常好的选择,可以通过团队的资源来提高自身竞争力,所以低职称的医生更倾向于加入团队,研究假设三被支持。但收费价格显著为负,研究假设四不被支持。在同质性方面,医院和科室的系数显著为正,说明相同医院和科室的医生更容易形成团队,地域相近促进了团队网络的形成,这表明线上医生团队网络是线下网络的延伸,研究假设五和研究假设六被支持。模型3中订阅量系数显著为正,但 p 值为0.08,在0.05的显著水平上并不显著,研究假设七不被支持。

模型4在医生团队网络的基础上,融入了医生知识网络,知识网络的系数显著为正,这表明医生知识网络可以促进虚拟医生团队网络的形成,医生彼此知识相似度越高,形成团队网络的概率就越大,医生团队间知识相似度高,说明团队专业化程度高,擅长治疗的疾病领域相近,彼此可以更好地交流学习,给予病人更高质量的医疗服务,研究假设八被支持。

从模型1到模型4,模型 AIC、BIC 总体呈下降趋势,模型拟合优度不断提升(详见表4-6),说明随着模型变量的不断增加,模型对真实网络的描述越来越贴切。

表4-6 指数随机图模型估计结果

变量类型	变 量	模型1	模型2	模型3	模型4
网络结构属性	边	−7.214*** (<0.001)	−16.332*** (<0.001)	−11.073*** (<0.001)	−14.677*** (<0.001)
	交互三角形		24.724*** (<0.001)	1.473*** (<0.001)	3.146*** (<0.001)
	交二路径		9.635*** (<0.001)	8.069*** (<0.001)	10.533*** (<0.001)
个体属性	订阅量			0.577 (0.08)	0.510*** (<0.001)
	医生职称			0.910*** (0.000 7)	−0.273*** (<0.001)
	医院			1.440*** (0.008)	1.314*** (<0.001)
	科室			1.500*** (<0.001)	−1.460*** (<0.001)
	收费价格			−3.326*** (<0.001)	−1.368*** (<0.001)
协变量网络	协变量 (知识网络)				1.573*** (<0.001)
模型拟合	AIC	124 488	99 857	52 744	55 137
	BIC	124 503	99 914	52 857	55 264

显著性: *** $p<0.001$; ** $p<0.05$; * $p<0.1$。

第五节　医生团队形成机制鲁棒性检验

鲁棒性检验主要分为两个部分。第一部分是检验多网络模型融合的鲁棒性,前面的研究知识网络的阈值是取 Jaccard 系数的值 0.3,即医生知识相似度大于等于 0.3 时,两个医生在知识网络中形成边,鲁棒性检验我们分别取阈值为 0.25、0.2,模型结果见表 4-7。第二部分是对变量预处理时,对连续型变量我们设置为 0—1 变量,阈值为前 25%,鲁棒性检验我们分别取前 20%、前 30%,实验结果见表 4-8。

通过对比表 4-7 和表 4-8 我们可以发现,阈值变换前后,各变量显著性和系数没有发生明显变化,结论与前面一致,模型稳健性较好。

表 4-7　知识网络鲁棒性检验

变量类型	变　量	模型 4 (0.3)	模型 5 (0.25)	模型 6 (0.2)
网络结构属性	边	−14.677*** (<0.001)	−10.704*** (<0.001)	−18.388*** (<0.001)
	交互三角形	3.146*** (<0.001)	3.619*** (<0.001)	1.275*** (<0.001)
	交二路径	10.533*** (<0.001)	11.434*** (<0.001)	8.025*** (<0.001)
个体属性	订阅量	0.510*** (<0.001)	−1.447*** (<0.001)	0.658** (0.04)
	医生职称	−0.273*** (<0.001)	0.098 (0.656)	0.714*** (0.005)
	医院	1.314*** (<0.001)	3.078*** (<0.001)	2.792*** (<0.001)

续　表

变量类型	变　量	模型 4 (0.3)	模型 5 (0.25)	模型 6 (0.2)
个体属性	科室	−1.460*** (<0.001)	−0.707** (0.02)	1.285*** (<0.001)
	收费价格	1.368*** (<0.001)	−2.788*** (<0.001)	0.181 (0.925)
协变量网络	edgecov （知识）	1.573*** (<0.001)	1.513*** (<0.001)	3.960*** (<0.001)
模型拟合	AIC	55 137	51 831	51 708
	BIC	55 264	51 958	51 835

显著性：$^{***}\,p<0.001$；$^{**}\,p<0.05$；$^{*}\,p<0.1$。

表 4−8　连续型变量预处理鲁棒性检验

变量类型	变　量	模型 3 (前 25%)	模型 7 (前 20%)	模型 8 (前 30%)
网络结构 属性	边	−11.073*** (<0.001)	−15.779*** (<0.001)	−12.662*** (<0.001)
	交互三角形	1.473*** (<0.001)	2.374*** (<0.001)	3.814*** (<0.001)
	交二路径	8.069*** (<0.001)	9.205*** (<0.001)	12.167*** (<0.001)
个体属性	订阅量	0.577 (0.08)	0.684*** (<0.001)	0.475*** (<0.001)
	医生职称	0.910*** (0.000 7)	0.138 (0.474)	−0.109 (0.359)
	医院	1.440*** (0.008)	1.830*** (0.002)	−3.604*** (<0.001)

续　表

变量类型	变 量	模型 3 （前 25%）	模型 7 （前 20%）	模型 8 （前 30%）
个体属性	科室	1.500*** （<0.001）	−0.689*** （0.005）	−1.712*** （<0.001）
	收费价格	−3.326*** （<0.001）	0.010 （0.988）	0.498 （0.229）

显著性：*** $p<0.001$；** $p<0.05$；* $p<0.1$。

第六节　本 章 小 结

本章旨在探究医生团队网络内部形成机制，引入随机指数图模型，纳入分析网络拓扑结构（边、交互三角形、交互二路径）和节点属性（订阅量、医院、科室、收费价格等），多层次分析团队网络形成原因。首先，研究发现医生团队网络的边形成是需要条件的，不是自发产生的，这说明医生团队的形成不是自然现象，平台需要特意去培养和促成医生团队网络的形成。其次，团队网络内部具有较强传递性，有利于团队网络发展和内部知识传递，同时也表明医生团队网络符合小世界网络的特点。在线健康平台可以根据医生团队网络这些结构特性，制定相应的政策以扶持、鼓励医生团队发展。

对节点属性，医生个人维度的特征对团队网络的形成也起到了十分重要的作用。医生的同质性（同一家医院、相同科室）会极大地促进网络的形成，这表明在医生团队网络发展初期，团队还没有达到跨地区、跨专业的程度，线下地域因素影响较大，从某种意义上来说，仍是线下合作关系在线上的延伸。

知识网络可以极大地促进团队关系的形成，说明平台上的医生团队的形成依旧是以疾病为导向。虚拟医生团队专业能力强，在某些领域权威性较高，可以给病人提供相应的高质量的医疗服务；但缺点是团队多样性较低，医生知识背景单一。

第五章 虚拟医生团队社会影响机理研究[①]

社会影响包括社会压力、社会模仿、社会比较和相似行为(Brechwald and Prinstein, 2011),以及这些因素的组合。个体和他人的联系越紧密,个体受到影响的可能性就越强。朋友之间发生的信号和信息交换,作为彼此了解、相互信任的基础,需得到特别关注。通过这种联系传递的信息有望得到更清晰的理解,更有可能被内化,使得同伴产生的社会影响可能更有影响力(Berten and Van, 2011)。

社会影响会对人们的决策和行为产生重大影响,在线医疗健康平台中的医生加入虚拟医生团队这一行为也可能会受到社会关系的影响。根据社会传染模型,人们可能会模仿与他们联系紧密的同伴的行为。对医生来说,如果身边越来越多的同事选择加入虚拟医生团队,那么这些医生很可能在与这些同事的日常交流与互动中受到影响,加入虚拟医生团队。当加入虚

① 本章曾以《基于自动逻辑行动者属性模型的在线医生团队社会影响机理研究》为题,发表于《管理学报》2021 年第 12 期,此次收录略有修改。

拟医生团队的医生的数量不断增长时,这种新型医疗模式才能持续稳定发展。本章通过对比医院网络和知识网络两种不同网络中医生行为的传染机制,比较同伴影响驱动和同质性扩散驱动两种网络中社会影响的强弱,从网络结构和个体属性两方面探究医生加入虚拟医生团队这一决策的影响因素,从而为医生团队模式的扩散提供管理建议。

第一节 研究假设

一、网络属性效应

(一)行动扩张性(Activity)

社会影响是控制个体行为和态度的重要因素。例如,人们在做出决策时,往往会产生这样的想法——"既然我的朋友已经这样做了,那么这一定是一件明智的事情"。因此,对个体行为相关的描述性规范的感知可以通过社会网络来实现。例如,有研究证明社交联系可以有效帮助个体控制体重。诸如同学、朋友、邻居、同事之间的密切社交联系可以促使彼此之间的相互了解并加强信任。由密切的社会关系进行的信息交换,相比其他的社交联系拥有更高的内化概率和影响力(Schofield et al.,2007)。拥有更多社交关系的医生普遍比较活跃,对新鲜事物拥有更强的接受能力,更有可能认同虚拟医生团队这一新兴服务模式,因此加入虚拟医生团队的可能性更大。医院网络中的社交联系是指同医院的医生之间的同事关系;知识网络中的社交联系是指由于医生之间因有相同的专业知识背景而产生知识交集进而建立的联系。

因此,我们提出以下假设:

> 研究假设一 在医院网络中,拥有更多社交联系的医生更倾向于加入虚拟医生团队。
>
> 研究假设二 在知识网络中,拥有更多社交联系的医生更倾向于加入虚拟医生团队。

（二）传染效应（Contagion）

传染效应网络的形成、演化和消解的过程和网络的结构特性往往与社交互动（Palla et al.，2007）、个人和协作团队绩效相关联（Aral et al.，2009）。社会传染在社会、生物、技术和经济系统中的传播主要是通过个体之间的相互作用网络。然而，尽管许多研究使用易感率、转移概率及其与网络结构的关系等因素来模拟传染的动态过程，但很少有通过观察社会网络来验证这些假设的实证研究。

由于信息只能在有联系的个体之间传递，因此网络中的社会结构将会对行为的传播产生极大的影响。有研究发现，较强的社会关系更有可能传递信息，使个体做出相同的选择（Brown and Reingen，1987）。有研究认为，网络结构中的关系反映了个体之间的相似性，可能是直接反映，也可能是通过潜在的个体间接反映（Harrigan et al.，2012）。这种相似性通过各种机制促进了信息的传播，提升了信息的相关性，并且增加了对与自己相似的个人的关注。

医院网络是由同伴影响驱动形成的网络，根据医生之间是否为真实的同事关系而形成；而知识网络是由同质性扩散形成的网络，根据医生是否具有相似的知识背景而形成。由于两种网络扩散模式是相似的，我们同时提出研究假设三和研究假设四。但是两种网络扩散模式对个体行为的影响程度可能不同，同伴影响更多地用来解释感知传染，而同质性驱动的扩散过程则受节点上特征分布的支配（Aral et al.，2009）。我们可以通过参数的比较进一步对比两种扩散模式中社会传染的强弱。

> 研究假设三　若同医院的医生加入医生团队，则医生个体更有可能加入医生团队。
>
> 研究假设四　若具有相似专业知识的医生加入医生团队，则医生个体更有可能加入医生团队。

二、个体属性效应

社会影响理论认为,在社会网络中,并非所有个体都具有同等影响力,因为有些个体对其他人的行为会产生不对称的影响。首先,个体的地位与社会影响的程度息息相关,地位更高的个体可能会对其他人产生更大的影响,因为他们会比地位低的个体更容易受到关注,他们的行为会更加突出,而他们采用的产品或服务也更容易被注意到。对在线医疗平台来说,职称等级代表医生的地位,患者往往会选择职称等级较高的医生问诊。其次,有研究发现,在社会传染的过程中,高度受欢迎的个体扮演着积极的、有影响力的角色(Harrigan et al.,2012)。在在线健康咨询平台中,决策资本更高的医生和在线声誉更高的医生都拥有更多患者的信任,这部分医生加入虚拟医生团队能够摆脱时间和空间的限制,提高优质医疗资源的利用率,并结合线上和线下两种渠道大幅提高其诊疗效率。

因此,我们认为在线健康咨询平台中职称等级、决策资本、在线声誉更高的医生具有更强的影响力和更高的关注度,加入虚拟医生团队的概率也就更大。在此基础上,我们提出以下假设:

> 研究假设五　职称等级更高的医生个体更有可能加入医生团队。
> 研究假设六　决策资本更高的医生个体更有可能加入医生团队。
> 研究假设七　在线声誉更高的医生个体更有可能加入医生团队。

第二节　研究模型与方法

为了研究医生在社会网络中的位置与医生个体属性对其是否决定加入医生团队的影响问题,我们采用了自动逻辑行动者属性模型分别对医院网络和知识网络内的社会影响模式构建网络统计模型,以分析网络结构和个体属性对医生加入虚拟医生团队行为的影响。自动逻辑行动者属性模型用于对网络数据中节点属性的发生进行建模,经常与社会网络数据一起用于表现社交影响力,即社会网络中的连接如何影响节点行为或者属性。当对个体的行为以及网络联系进行预测时,该模型还包括行动者属性指标(可以是二元变量、连续变量或分类变量),以及与预测变量相关的其他协变量。因此自动逻辑行动者属性模型满足我们研究网络效应和个体属性效应的要求。自动逻辑行动者属性模型是指数随机图模型的扩展。两者之间的区别在于指数随机图模型用于预测网络联系,而自动逻辑行动者属性模型使用网络联系作为预测网络中参与者属性的外生因素(Daraganova and Robins,2013)。换句话说,与一般的指数随机图模型相比,自动逻辑行动者属性模型是一种"以行为者为导向"的网络分析方法,从微观层面提供影响网络中个体行为的影响因素,从横截面的角度考虑个体的属性和集体行动者之间的相互依赖关系(Daraganova and Robins,2013)。标准统计方法(如逻辑回归和多元回归)与自动逻辑行动者属性模型网络方法之间的主要区别在于解释变量之间的独立性假设。在经典统计中,解释变量(在自动逻辑行动者属性模型中指个体属性)之间彼此是独立的,而在自动逻辑行动者属性模型方法中,个体属性之间通过网络形成相互依赖关系。更具体地说,自动逻辑行动者属性模型研究个人的行为或状态如何受到个体在社会网络中的位置以及该网络内其他参与者的行为的约束。

达拉戈诺瓦(Daraganova)和罗宾斯(Robins)的研究指出,给定网络 X,属性 Y 的概率模型的一般表达式可以表示为:

$$\Pr(Y=y \mid X=x) = \frac{1}{\kappa(\theta_I)} \exp\left(\sum_I \theta_I Z_I(y, x)\right) \quad (5-1)$$

式(5-1)中,因变量 Y 是指在网络中测量的二元随机变量,网络 X 则是指在二元级别测量的独立固定变量。由于 Y 是二元变量,因此如果不存在网络效应,自动逻辑行动者属性模型等同于一个标准的逻辑回归模型。其中 θ_I 和 Z_I 分别表示因变量 Y 和网络 X 交互作用的网络配置的参数和统计量。$\kappa(\theta_I)$ 是一个归一化的参数,它确保了概率和为 1,从而保证正确的概率分布。

第三节　研　究　数　据

本节的数据来源于好大夫在线平台。本节通过构建两个网络——医院网络和知识网络来研究不同网络中医生加入团队的影响因素,以及探讨不同的网络结构中,医生加入团队的影响机制是否相同。

为了获得医生之间的关系数据,我们于 2019 年 1 月从好大夫网站上爬取上海市所有已经加入团队的医生数据,包括医生的职称等级、所在医院等级、科室、在线耕耘(发表文章、提供服务的种类、在线频率、总咨询数)以及在线声誉(推荐热度、收到感谢信数量、收到礼物数量)等。同时,我们也爬取了与这些医生同医院同科室的所有医生(包括未加入团队的医生)的信息。经过数据探索分析,发现加入医生团队的医生 90% 以上来自三甲医院,并且大多数分布于神经外科、泌尿外科、骨科等 20 个热门科室。原始样本包含 1 203 位医生,因为这项研究关注的是同伴影响以及同质性驱动的传染效应,因此在进行数据清洗时,我们删去了医院信息和专业信息缺失的医生及团队,得到 904 位医生,根据这部分医生构建网络并删掉网络中的孤立节点,最终包含 900 位医生,并使用这 900 位医生的数据分别构建了包含 900 个节点的医院网络和知识网络,获得医生节点的网络结构效应,同时使用该月数据计算医生的行动者属性效应。为了更好地验证网络结构效应和行动者属性效应对医生加入团队行为的影响,验证其因果关系,我们于 2019 年 6 月爬取了这 900 位医生是否加入团队的信息(297 位已加入医生团队,603 位未加入团队),将其设置为 0、1 变量(1 表示已加入团队,0 表示未加入团队),作为因变量。

一、医院网络与知识网络的抽取

（一）医院网络

虽然随着通信技术的发展与交通基础设施的不断完善,由于地理距离而受到的阻碍越来越小,但是信息与知识的传递却远没有物资的流通那么顺畅。综合相关文献分析,可以发现跨单位之间的合作绩效会受到知识默会程度、信息不对称程度以及地理距离等因素的影响,主要是由于随着地理位置间距变大,知识默会程度不断增加,信息不对称程度加剧,地区制度文化的差异也在放大(陈光华等,2015)。对医生团队来说,不同医院之间有一定的地域距离,不同医院的医疗标准、医疗制度规范、工作方式不尽相同,这也为不同地区医生之间的合作增加了障碍。同医院的医生之间的工作方式、医疗规范相同,沟通成本更低,知识默会程度和信息不对称程度也更低,这样同医院的不同医生就以工作单位为纽带产生了联系。因此,我们构建了医院网络,网络中的节点是多位医生个体,同医院的两位医生之间产生联系。

（二）知识网络

知识网络是根据医生之间知识背景的同质性生成的。根据社会分类视角,同质群体之间的合作应该超越异质群体,因为人们将社会属性作为划分标准,将自己和他人区别为不同的社会群体,与和自己属于同一社会群体的人一起工作会提升人们的工作满意度。不同的医生在专业知识上的认知差异可能会导致沟通问题,且难以在知识交流上达成共识。本章中医生知识网络的构建主要是使用医生擅长的疾病来代表医生所擅长的专业知识,网络中的节点是每位医生,一个医生可以擅长多种疾病。根据医生的擅长疾病列表,利用式(5-2)计算两个医生之间的Jaccard系数(专业知识相似度),设置阈值为中位数,当医生之间的知识相似度大于所有医生知识相似度的中位数(0.125)时,认为两个医生在知识网络中形成了边。

$$\text{Jaccard(A, B)} = \frac{X_A \bigcap X_B}{X_A \bigcup X_B} \qquad (5-2)$$

在式(5-2)中，分母 $X_A \bigcup X_B$ 表示 A 医生和 B 医生总共擅长疾病的疾病数量，分子 $X_A \bigcap X_B$ 表示 A 医生和 B 医生两者都擅长的疾病的数量。

二、变量说明

自动逻辑行动者属性模型能够通过指定表示某些网络结构效应的参数来研究网络结构和个体属性如何影响结果变量。基于此，我们提出同时包括网络结构效应和行动者属性效应的自动逻辑行动者属性模型。

本章主要关注社会传染的影响。传染是通过网络扩散目标属性的一种方式。网络属性中，密度表示的是测量网络中具有目标属性的节点的出现，本章中指加入团队的医生行为。密度充当基线以解释其他变量的效应，相当于回归方程中的截距。医生们加入医生团队可能是由于社交关系的存在，与其他行为无关，因此模型中包含行动扩张性。

除了网络结构效应，我们还在模型中加入了行动者属性效应。我们在模型中使用总帮助患者数（取对数）（lnPatient）和在好大夫平台注册天数（取对数）（lnLong）来控制网络节点内在属性的差异。lnPatient 反映了医生的个体绩效，lnLong 反映了医生在好大夫在线医疗平台上的经验。除此之外，我们还考虑了三个个体属性：职称等级、决策资本和在线声誉。其中，医生的职称等级（Title level）代表了其所拥有的地位资本；决策资本（Decisional capital）被定义为通过一系列互动做出正确判断的能力和对社会职业的承诺，在医疗咨询平台，决策资本是通过与社会专业人士的动态互动即医生参与在线健康社区行为的程度来体现的，因为他们的互动行为是由他们独立行动的能力来确保的。医生在咨询平台有参与咨询和发表文章两种行为，本章中决策资本的计算方式是将医生发表文章的数量和上线频率的指标先标准化，再求二者的平均值；医生的在线声誉（Online reputation）是由医生在平台上收到患者提供的礼物和感谢信数量来衡量的。和决策资本类似，也是通过先标准化再求平均值的方式来构建复合变量。变量解释及描述性统计结果见表 5-1。其中，只有因变量取的是 2019 年 6 月的数据,其他变量均为 2019 年 1 月的数据。

表 5 - 1　变量定义及描述性统计

变量类型	变量名	变量含义	Mean	Std. Dev.	Min	Max
因变量	*Is_team*	是否加入医生团队（0、1 变量）	0.330	0.470	0.000	1.000
网络属性	*Density*	网络密度（相当于截距）				
	Activity	行动扩张性				
	Contagion	传染性				
控制变量	ln*Patient*	总帮助患者数（取对数）	2.433	0.925	0.000	4.408
	ln*Long*	在好大夫平台注册天数（取对数）	3.179	0.347	1.792	3.598
	ln*Doctor*	同科室的医生数量	1.758	0.275	0.602	2.061
行动者属性	*Title level*	职称等级	2.742	0.966	1.000	4.000
	Decisional capital	决策资本（发表文章数量、上线频率）	0.383	0.194	0.000	0.973
	Online reputation	在线声誉（礼物、感谢信）	0.034	0.068	0.000	0.647

　　行动者属性变量和因变量的相关系数矩阵见表 5 - 2。控制变量及自变量两两之间的相关系数均小于 0.6,说明变量之间互不相关。注册时间长短、同科室医生的数量和职称等级与因变量之间显著负相关,而医生个体绩效、决策资本和在线声誉与因变量显著正相关。这些结果为分析网络属性和行动者属性与医生是否加入团队的行为之间的关系提供了必要的前提。

结果与基本假设相一致,且本章中自变量与因变量之间的关系较为密切,因此适合进行进一步的分析。

表 5－2　相关系数矩阵

变量名	Is_team	lnPatient	lnLong	lnDoctor	Title level	Decisional capital	Online reputation
Is_team	1						
lnPatient	0.065**	1					
lnLong	−0.083**	0.563***	1				
lnDoctor	−0.115***	0.178***	0.099***	1			
Title level	−0.128***	0.356***	0.548***	−0.024	1		
Decisional capital	0.147***	0.511***	0.045	0.114***	−0.032	1	
Online reputation	0.165***	0.548***	0.312***	0.063*	0.225***	0.286***	1

第四节　研　究　结　果

本章通过使用马尔科夫链蒙特卡洛最大似然估计方法估计模型中的参数。利用该算法,当参数能够最佳地表示观察到的网络时,进行收敛模型的参数估计。在本章中所有参数估计都收敛。

一、医院网络

表 5－3 中展示了医院网络模型的参数估计值和近似标准误差,模型1.1中只包含控制变量。结果显示,医生个体绩效(总帮助患者数)对是否加入团队有着显著正向影响($\beta=0.265, p<0.001$)。而医生注册时间的长短

对是否加入团队的影响不显著。同科室医生规模与医生是否加入团队呈显著负相关($\beta=-0.489,p<0.001$),这表明所在科室规模较小的医生更有动力通过团队合作获取更多的资源。模型1.2在模型1.1的基础上加入了网络结构效应。行动扩张性也与是否加入医生团队显著负相关($\beta=-0.008$,$p<0.001$),负的系数表明,在医院网络中,拥有网络联系越少的医生越倾向于加入虚拟医生团队。这表明在医院网络中,拥有线下联系较少的医生更有动力在线上医生团队中建立联系以扩展资源、积累经验,这与已有研究一致,研究假设一不成立。在医院网络中,传染效应并不显著,表明社会传染的现象在医院网络中并不明显,同伴影响较弱,研究假设三没有得到验证。过往有研究表明,医疗创新的采用和传播与竞争这一市场特征相关,医院某一医疗服务的采用往往和地理位置相近医院的采纳决策相关,即医疗创新具有空间扩散性,但根据本章的研究结果,在医院内部,虚拟医生团队行为的空间扩散性并不明显。模型1.3在模型1.2的基础上又加入了行动者属性效应。结果显示,行动扩张性依然负向显著($\beta=-0.007,p<0.001$),而传染效应依然不显著,表明我们的结果是稳健的。在行动者属性方面,医生的职称等级与是否加入医生团队显著负相关($\beta=-0.256,p<0.001$),这表明,地位低的医生更倾向于加入虚拟医生团队,研究假设五并未得到验证。医生的决策资本和在线声誉都与是否加入医生团队显著正相关($\beta=1.207$,$p<0.001;\beta=5.364,p<0.001$),说明决策资本和在线声誉更高的医生更倾向于加入虚拟医生团队,研究假设六和研究假设七成立。

表5－3 医院网络自动逻辑行动者属性模型结果

效应	模型1.1		模型1.2		模型1.3	
	参数估计值	标准差	参数估计值	标准差	参数估计值	标准差
网络结构效应						
Density			3.471*	0.838	2.595*	0.866

续　表

效应	模型1.1		模型1.2		模型1.3	
	参数估计值	标准差	参数估计值	标准差	参数估计值	标准差
Activity			−0.008*	0.002	−0.007*	0.002
Contagion			0.011	0.008	0.012	0.009

行动者属性效应

效应	模型1.1		模型1.2		模型1.3	
ln*Patient*	0.265*	0.090	0.513*	0.110	0.096	0.135
ln*Long*	−0.161	0.149	−1.329*	0.261	−0.691*	0.297
ln*Doctor*	−0.489*	0.235	−0.360	0.293	−0.455	0.273
Title level					−0.256*	0.100
Decisional capital					1.207*	0.518
Online reputation					5.364*	1.346

显著性：* $p < 0.001$。

二、知识网络

表5-4中展示了知识网络模型的参数估计值和近似标准误差，模型2.1中只包含控制变量。和医院网络的结果相同，医生个体绩效对是否加入团队有着显著正向影响（$\beta = 0.305$，$p < 0.001$），而医生注册时间的长短和科室医生规模对医生是否加入团队的影响不显著。模型2.2在模型2.1的基础上加入了网络结构效应。结果表明，行动扩张性与是否加入医生团队显著负相关（$\beta = -0.013$，$p < 0.001$），负的系数表明，知识网络中网络联系越少的医生越倾向于加入虚拟医生团队。在知识网络中，连接边较少表示医

生擅长医治的疾病所属子学科相对小众,医生之间交流的机会有限,医生拥有更强的合作动机,因此更倾向于加入虚拟医生团队,研究假设二不成立。正向显著的传染效应($\beta=0.040,p<0.001$)表明社会传染的现象存在于知识网络中,研究假设四成立。模型2.3在模型2.2的基础上又加入了行动者属性效应。结果显示,行动扩张性依然负向显著($\beta=-0.012,p<0.001$),而传染效应依然正向显著($\beta=0.037,p<0.001$),表明我们的结果是稳健的。在行动者属性方面,医生的职称等级与是否加入医生团队显著负相关($\beta=-0.298,p<0.001$),这表明,地位低的医生更倾向于加入虚拟医生团队,研究假设五不成立。医生的决策资本和在线声誉都与是否加入医生团队显著正相关($\beta=1.162,p<0.001;\beta=5.178,p<0.001$),说明在知识网络中,决策资本和在线声誉更高的医生更倾向于加入虚拟医生团队,研究假设六和研究假设七均成立。

表5-4　知识网络自动逻辑行动者属性模型结果

效应	模型2.1		模型2.2		模型2.3	
	参数估计值	标准差	参数估计值	标准差	参数估计值	标准差
网络结构效应						
Density			2.724*	0.827	2.635*	0.864
Activity			−0.013*	0.002	−0.012*	0.003
Contagion			0.040*	0.004	0.037*	0.005
行动者属性效应						
ln*Patient*	0.305*	0.091	0.387*	0.102	0.118	0.135
ln*Long*	−0.242	0.145	−0.999*	0.266	−0.579*	0.280
ln*Doctor*	−0.404	0.219	−0.723*	0.210	−0.957*	0.254
Ttitle level					−0.298*	0.094

续　表

效应	模型2.1		模型2.2		模型2.3	
	参数估计值	标准差	参数估计值	标准差	参数估计值	标准差
Decisional capital					1.162*	0.491
Online reputation					5.178*	1.382

显著性：* $p < 0.001$。

三、两个网络的比较

对比医院网络和知识网络的结果，我们发现两个网络中，行动者属性效应对医生是否加入团队行为的影响机制完全相同。然而两者的网络结构对于因变量的影响差异较大。网络结构对医生是否加入虚拟医生团队行为的影响存在一定的差别：对行动扩张性，不管是医院网络还是知识网络，拥有较少网络联系的医生都希望通过加入虚拟医生团队获取更多的资源；对传染效应，在医院网络中，传染效应并未得到验证，原因可能是同医院的医生之间关于在线参与行为的交流较少，一个医生是否加入虚拟医生团队受同事的影响较小。在知识网络中，专业背景相似的医生的社会传染行为是普遍的，一个医生加入虚拟医生团队的行为容易受到专业背景相似的医生的影响，同类医生加入在线团队更容易激发一个医生的加入行为。因此，同质性驱动的传染相对同伴影响驱动的传染而言更为明显。

第五节　本　章　小　结

医生加入在线团队受到多种因素的影响，新技术或新服务的推广也受到多种因素驱动。霍维茨（Horwitz）等发现医疗创新的采用和传播与竞争这一市场特征相关，医院对某一医疗服务的采用往往和地理位置相近的其他医院的采纳决策相关，即医疗创新具有空间扩散性。另外，关于采纳行为的研究发现，从采纳者的角度来看，与未采纳者的同质性较高的人能够对未采纳者施加更多规范性影响，即人们更容易受到与自身相似的人影响。

一些研究表明，地位较高的客户倾向于向他人提供更多的建议和信息。他们对公司产品和服务的丰富经验和知识使他们更有能力提供准确和详细的信息。此外，在线声誉也意味着更高的社会尊重。对医生来说，在线声誉越好的医生往往拥有更多的患者信任，沟通可信度也越高。另外，医生的个人努力也非常容易感染身边的人。这样的人可能是创新模式采纳的先行者。

行动者属性是可观测的，因此对不同的网络，其产生的社会影响是类似的。然而对不可观测的网络结构效应来说，不同网络的结构效应对医生加入团队行为的影响机制不尽相同。医生之间的社会影响可以来自意见共享（通信）、日常的观察学习和交流以及医疗合作。本章比较了同伴影响驱动和同质性扩散驱动两种影响力，发现医生之间的社会影响更多来自同质性驱动的扩散。原因可能在于人们更容易受到与自身相似的人影响，即便是陌生人，由于相似的专业知识背景，也会产生社会影响。总的来说，医生加入团队的行为传染可能会因所处的网络类型而异。我们的研究表明，对虚拟医生团队这一新兴群体来说，相对来自同伴的社会影响，基于相似专业背景的社会影响更有助于促使医生加入虚拟医生团队。

第六章 加入医生团队对个人绩效的影响

　　前面两章站在医生团队的角度，从形成机制和扩散机制研究了团队的网络特征。但是医生个体作为医生团队的核心，他们的合作意愿和工作积极性对团队而言至关重要，是决定团队成败的关键要素。站在医生的角度，只有当加入医生团队能给自己带来收益（比如说收入、声誉等）的时候，医生才会投入更多的努力和心血，进而促进团队健康发展。如何衡量医生团队对医生个体绩效的影响，或者说加入医生团队是否提高了医生的个人绩效，是本章的研究重点。虽然已有很多研究探讨了团队对个人绩效的影响，但这些研究在研究方法上还有一定的局限性。前人的研究中，对比绩效变化的样本配对方法一般有两种：第一种方法是对比个体在加入团队前、后绩效的变化，进行同源配对；第二种方法是选取其他样本作为对照组，直接对比实验组和对照组的绩效差异，即异源配对。第一种方法的不足是无法排除外界环境（包括时间、政策等）给个人绩效带来的影响。比如，对医生而言，随着时间的推移，医生个人的治病经验逐步积累，医术不断提升，这必然会提高医生的绩效。这种方法无法确定绩效的增长是源于加入医生团队,还是其他外界因素。第二种方法的弊端在于选取对照组的方法相对简单,可能存在样本选取的偏误,造成实证结论可能会有偏差。

本章拟采用倾向得分匹配的方法研究医生团队对医生个体绩效影响效果,以期解决上述提到的两种样本配对方法存在的弊端。该方法的优点是可以通过将其他更多可能影响医生绩效的因素作为控制变量构造"反事实框架",消除上述异源配对方法的样本选择偏误问题,从而更准确地构建模型,评估加入团队对医生绩效的影响。

第一节　医生个体数据描述

为了排除疾病对实验的影响,本章数据选取的是第四章的实验数据,纳入了骨科的480个医生团队,以是否加入医生团队为分组变量,将2 507名团队医生作为实验组,1 989名与实验组医生同科室的非团队医生作为对照组。但是前人研究表明,倾向性得分匹配的实验结果的好坏跟实验组和对照组样本量的比值是有很大关系的,一般而言实验组样本量要小于对照组的样本量,两者的比值接近1∶2~1∶10(陈婕,2016)。所以本章从2 507名团队医生中随机抽取600名医生作为实验组,对照组仍是1 989名非团队医生,使得实验组和对照组样本量之比约为1∶3。

在挂号网中,医生的收入直接与医生订单量挂钩,因此我们选取医生在挂号网上的订单量作为结果变量,以此来衡量医生的绩效。倾向得分匹配方法实际上就是帮每一个团队医生配一个"孪生兄弟",尽可能地保证两个样本除了是否参加团队这一变量不同,其他所有的控制变量均无显著差异,从而剔除其他干扰因素。有研究指出,要尽可能地将样本所有可能影响结果变量的因素都纳入模型,这样才可以得到一个更为准确的结果。从本章的数据量和结果变量出发,我们选取订阅量、医生职称、医院、科室、医院等级、地区 6 个指标作为研究的控制变量。其中订阅量是指医生在挂号网的个人主页上拥有的粉丝数量,病人通过订阅医生主页,可以第一时间接收到医生的相关动态,包括线下问诊排班变动、线上发表的文章等。医生职称是指医生在医疗体系中的等级职称,实际上这里的医生是广义上的概念,不仅包括治病的医生(专业术语为医师),还包括药师、技师、护师系列。《关于深化卫生专业技术人员职称制度改革的指导意见》明确指出,医师职称等级包括初级、中级、副高级和正高级,其中主任医师、主任中医师、主任药师、主任中药师、主任护师、主任检验师,都是正高级职称,依次类推,药师、技师、护师系列也是如此。通过科室变量,我们可以初步了解医生的主治疾病类型或专业,而医生所在的医院、地区等变量则是描述外部环境对医生的影响。

由表 6-1 我们可以发现,不同控制变量的数据类型等存在较大不同,直接将原始数据放入模型中会存在一定的问题,而且未分组前,对照组医生的订单量和粉丝量显著高于实验组,这表明两组原始数据不均衡,存在偏差。因此本章引入一些虚拟变量和分类变量对原始数据进行预处理,这样处理的好处主要有:

(1) 可以描述和测量定性因素的影响;

(2) 便于处理异常数据;

(3) 通过增加误差自由度,降低误差方差,进而提升模型的精度。

对订阅量,我们将其从大到小排序分为三组(前 5%,前 6%～20%,剩余的 75%),并将三组分别定义为三个虚拟变量:高订阅量、中订阅量、低订阅量。医生职称分为初级、中级、副高级、正高级四个虚拟变量。医院、科室则处理成分类变量,每一家医院和科室都是一个类。因为挂号网主要与国内三级医院合作,三级医院占比高达 93%,一级、二级医院和其他专科医院数量较少,因此我们将医院级别设置为只包含 0、1 的分类变量,是三级医院的为 1,不是的为 0。省份按照前面研究预处理方法,划分为东部、中部、西部和东北部四个地区,预处理后的控制变量见表 6-2。

表6-1　变量描述性统计

类别	变量名	变量含义	实验组(600)			对照组(2623)			T检验
			最大值	最小值	均值	最大值	最小值	均值	
分组变量	*test*	医生加入团队标记为1,未加入标记为0	1	1	1	0	0	0	
结果变量	订单量	医生在挂号网上的订单数量	9 361	0	243.9	41 000	0	277.3	−2.14**
	订阅量	医生在挂号网上的粉丝订阅量	4 791	0	81.2	8 616	0	89.7	−1.99**
控制变量	医生职称	初级(医士、医师/住院医师),中级(主治医师),副高级(副主任医师),正高级(主任医师)							
	医院	医生所在的医院							
	科室	医生所在的科室							
	医院级别	医生所在的医院是一级、二级、三级医院							
	地区	医生所在的省、市或自治区							

表 6 - 2　预处理后的控制变量

变量符号	变量名称	变量类型	变量含义
$follower3$	高订阅量	二分类变量	订阅量在前 5% 为 1,否则为 0
$follower2$	中订阅量	二分类变量	订阅量在前 5%~20% 为 1,否则为 0
$follower1$	低订阅量	二分类变量	订阅量在后 75% 为 1,否则为 0
$title1$	初级职称	二分类变量	是初级职称为 1,否则为 0
$title2$	中级职称	二分类变量	是中级职称为 1,否则为 0
$title3$	副高级职称	二分类变量	是副高级职称为 1,否则为 0
$title4$	高级职称	二分类变量	是高级职称为 1,否则为 0
$hospital$	医院	多分类变量	每家医院为一类
$department$	科室	多分类变量	每个科室为一类
$rank$	医院等级	二分类变量	是三级医院为 1,否则为 0
$zone\_east$	东部地区	二分类变量	位于东部地区为 1,否则为 0
$zone\_middle$	中部地区	二分类变量	位于中部地区为 1,否则为 0
$zone\_west$	西部地区	二分类变量	位于西部地区为 1,否则为 0
$zone\_east\_north$	东北部地区	二分类变量	位于东北部地区为 1,否则为 0

第二节　倾向得分匹配模型建立

倾向得分匹配是一种统计学方法,常用于医学、公共卫生、经济学等领域。这种方法最早在 1983 年由罗森鲍姆(Rosenbaum)和鲁宾(Rubin)提出,用于处理观察研究的数据。在观察研究中,常常会存在数据偏差(bias)

和混杂变量(confounding variable)较多的问题,倾向得分匹配的方法可以有效减少这些偏差和混杂变量对实验造成的影响,使得实验组和对照组的样本对比更加合理准确。

倾向得分匹配在本章中的具体实施步骤如下:

(1) 计算实验组和对照组中每个医生加入医生团队的倾向得分。

首先构建一个将分组变量 $test$(是否加入团队)作为因变量,所有控制变量作为自变量的 Logistic 二元回归方程:

$$Y_i = \alpha_1 x_{i1} + \alpha_2 x_{i2} + \cdots + \alpha_n x_{in} + \varepsilon_i \tag{6-1}$$

其中 Y_i 为前述的分组变量,即实验组中的医生该值为 1,对照组的医生该值为 0;x_{in} 是表 6-2 中所有的控制变量;α_{in} 则为相应的回归系数。然后根据式(6-2)计算每一个医生对加入医生团队的倾向得分:

$$P_{Score_i} = \alpha_1 x_{i1} + \alpha_2 x_{i2} + \cdots + \alpha_n x_{in} \tag{6-2}$$

其中 P_{Score_i} 代表第 i 个医生的倾向得分。此步骤将多维特征降维成一个综合特征 P 值。

(2) 根据选定的匹配方法为每一个实验组样本匹配相应的对照组样本。

根据计算的倾向得分 P 值来匹配实验组样本与控制组样本。常见的匹配方法包括最近邻匹配、半径匹配和核匹配,研究表明,最近邻匹配搭配卡钳值约束往往能取得最好的实验效果(Oh et al.,2009)。我们采用最近邻匹配并设置卡钳约束值为 0.05。

(3) 计算平均处理效应(Average Treatment Effect for the Treated,ATT)的值,比较控制组与处理组的经营绩效差异,并判断差异是否显著。

平均处理效应常用来测度个体在干预状态下的平均干预效应,即表示个体 i 在干预状态下的观测结果与其反事实的差,称为平均干预效应的标准估计量。实验中该值也反映了医生团队对医生绩效的影响,这也是实验结果中重点解读的部分。计算公式如下:

$$\mathrm{ATT} = E\{K(1) \mid Y=1, X=x\} - E\{K(0) \mid Y=1, X=x\}$$
$$= E\{K(1) \mid Y=1, X=x\} - E\{K(0) \mid Y=0, X=x\} \quad (6\text{-}3)$$

其中 $E\{K(1)\}$ 和 $E\{K(0)\}$ 代表医生加入医生团队和未加入医生团队的绩效水平(实际中两个变量仅存在一个,即一个医生要么加入团队,要么没有加入团队,没有两种状态)。$Y=1$ 和 $Y=0$ 代表医生加入团队和未加入团队两种情况,x 就为前面设置的控制变量,由于不存在医生既加入又不加入的情况,所以通过控制其他干扰变量($X=x$),给每一个实验组匹配一个与其特征相近的对照组,比较两者的绩效差异就可以评估加入团队对医生绩效的影响。

(4)实验结果稳健性检验。

由于步骤(3)中计算的平均处理效应的值仅是一次实验的结果,可能存在随机性。为了证明实验结果的稳健性,我们采用 50 次自抽样的方法来重复取样实验,计算平均处理效应的值。具体步骤:从原始数据样本中随机抽取 N 个观测值,作为经验样本;然后用上述(1)(2)(3)实验步骤来计算经验样本的平均处理效应的值;最后重复上述操作 50 次,计算这 50 次平均处理效应的平均值和标准误差,与前面的实验结果进行比较。若结论一致,则证明实验结论具有很强的稳健性。

(5)扩大数据集,随机从原始实验组中抽取 800 名、1 200 名医生,重复上述 4 个步骤,观察结果是否一致。

第三节　倾向得分匹配结果分析与讨论

一、Logistic 回归结果

倾向得分匹配模型进行配对的前提依据是:构建一个以分组变量 *test*(是否加入团队)作为因变量,以所有控制变量为自变量的 Logistic 二元回归方程,进而计算每个医生的倾向得分。表 6-3 显示了 Logistic 回归的具体结果,由于虚拟变量存在完全共线性,故低订阅量、中级职称、中部地区三个变量被自动舍去。由表 6-3 可得知,中订阅量、医院、东部地区、西部地区变量与因变量显著呈正相关,这说明中订阅量的医生更倾向于加入医生团队,处于东部、西部的医生也更愿意加入团队,同一家医院的医生更容易形成团队;然而职称、科室、医院等级与因变量呈显著负相关,说明这些变量越大,反而会降低医生加入团队的可能性。

表 6-3 逻辑回归结果

变量名称	系　　数	标准差	Z 值	p
中订阅量	0.437 564	0.128 822	3.4	0.001***
高订阅量	0.380 862	0.247 479	1.54	0.124
初级职称	−1.399 24	0.170 491	−8.21	0.000***
副高级职称	−0.143 75	0.125 232	−1.15	0.251
高级职称	−0.554 81	0.140 056	−3.96	0.000***
医院	0.007 303	0.000 896	8.15	0.000***
科室	−0.130 09	0.015 923	−8.17	0.000***
医院等级	−1.011 13	0.342 664	−2.95	0.003***
东部地区	0.589 616	0.166 177	3.55	0.000***
西部地区	0.557 658	0.159 74	3.49	0.000***
东北部地区	−0.118 54	0.251 475	−0.47	0.637
常数	−1.155 65	0.402 364	−2.87	0.004***

注: *** $p < 0.01$; ** $p < 0.05$。其中,样本容量＝3 223;卡方统计量(11)＝298.57;伪 R^2＝0.096 4。

二、共同支撑检验与平衡性检验

从图 6-1 匹配前的实验组与对照组的倾向得分密度函数分布可以看出,实验组(加入团队的医生)倾向得分明显大于对照组(没有加入团队的医生)倾向得分。具体而言,实验组的倾向得分大多达到了 0.3 左右,而对照组的倾向得分更多集中在 0.17 左右。如果忽略这种差异的存在而直接构建模型,很可能导致研究结论存在偏差。同时也可以从图中看出实验组与控制组存在重叠部分,这说明两组样本满足了使用倾向得分匹配方法的前提条件。从图 6-2 匹配后的密度函数分布图可以看出,经过倾向得分匹配,实验组和对照组已经基本重叠,两组倾向得分基本上都集中在 0.3 左右;从图 6-3 可以看出匹配后实验组不在共同取值范围之内(off support)的样本数很少,实验组和对照组基本均衡,这表明 PSM 模型通过 logistic 回归把多维变量浓缩成的这个综合性一维变量已基本达到匹配要求,从而满足共同支撑假设。

倾向得分匹配模型的第二个假设是平行假设,即实验组中参与匹配的

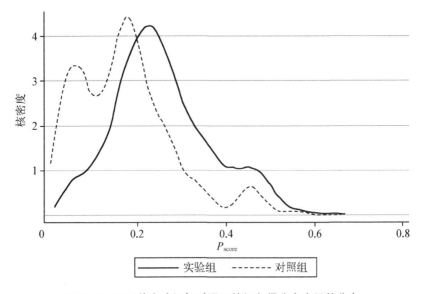

图 6-1 匹配前实验组与对照组的倾向得分密度函数分布

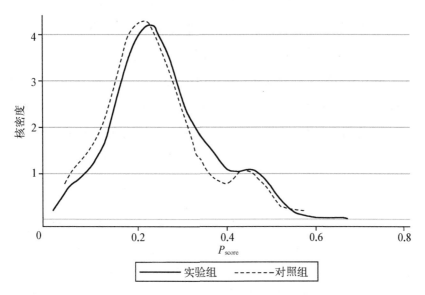

图6-2 匹配后实验组与对照组的倾向得分密度函数分布

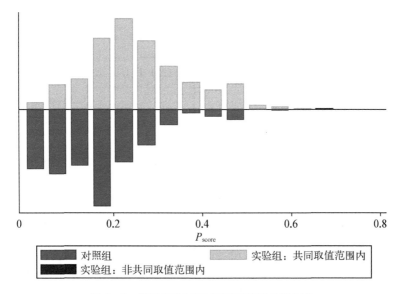

图6-3 实验组与对照组匹配结果的图示化

医生必须与对照组的医生在各个维度上均尽可能相似,这样才能提高最终估计结果的准确性。表6-4展示了本章平衡性假设的检验结果,在匹配前,实验组和控制组的多项匹配指标的差值在10%的显著性水平上显著。经过匹配后,绝大多数变量的标准误差绝对值都大幅下降,其中下降幅度最大的达到99.9%,且这些指标的差异大多是高度不显著的,这说明匹配后的两组医生在绝大多数维度上已经基本相同,通过了平衡性假设检验。虽然初级职称、高级职称、医院和中部地区等变量在匹配后差异仍较显著,但是与匹配前相比差异有所变小。匹配后仍有差异可能跟实验数据质量有关。

表6-4 实验组与对照组平衡性假设检验结果

变量名称	样本	均 值		偏差/%	减少偏差/%	t 检验	
		实验组	对照组			t	$p > \lvert t \rvert$
低订阅量	匹配前	0.756 67	0.768 2	−2.7	−139.3	−0.6	0.547
	匹配后	0.756 26	0.728 65	6.5		0.92	0.358
中订阅量	匹配前	0.203 33	0.174 23	7.4	−63.1	1.68	0.094
	匹配后	0.203 67	0.251 13	−12.1		−1.66	0.097
高订阅量	匹配前	0.04	0.057 57	−8.2	−13	−1.71	0.087
	匹配后	0.040 07	0.020 22	9.2		1.61	0.108
初级职称	匹配前	0.095	0.237 51	−39	65.4	−7.79	0
	匹配后	0.095 16	0.144 49	−13.5		−2.27	0.024
中级职称	匹配前	0.27	0.187 19	19.8	58.6	4.57	0
	匹配后	0.268 78	0.303 07	−8.2		−1.11	0.269
副高级职称	匹配前	0.395	0.291 27	22	78.5	4.97	0
	匹配后	0.395 66	0.373 35	4.7		0.66	0.508

续　表

变量名称	样本	均　值		偏差/ %	减少偏差/%	t 检验	
		实验组	对照组			t	$p > |t|$
高级职称	匹配前	0.24	0.284 03	−10	−39.3	−2.18	0.03
	匹配后	0.240 4	0.179 09	14		2.15	0.032
医院	匹配前	126.1	104.77	29.7	53	6.29	0
	匹配后	125.99	136.01	−13.9		−2.13	0.033
科室	匹配前	1.516 7	4.178 8	−41.4	99.9	−7.44	0
	匹配后	1.517 5	1.520 5	0		−0.02	0.987
医院等级	匹配前	0.975	0.968 36	4	−73.2	0.85	0.393
	匹配后	0.976 63	0.988 14	−6.9		−1.21	0.226
东部地区	匹配前	0.493 33	0.564 24	−14.2	36.7	−3.15	0.002
	匹配后	0.494 16	0.449 26	9		1.3	0.193
中部地区	匹配前	0.123 33	0.168 89	−12.9	−27.7	−2.75	0.006
	匹配后	0.123 54	0.181 73	−16.5		−2.41	0.016
西部地区	匹配前	0.335	0.216 55	26.7	79.8	6.18	0
	匹配后	0.333 89	0.309 99	5.4		0.74	0.46
东北地区	匹配前	0.048 33	0.050 32	−0.9	−432.7	−0.2	0.84
	匹配后	0.048 41	0.059 02	−4.9		−0.69	0.49

三、结果分析

在通过共同支撑检验与平衡性检验假设之后，我们计算好每个医生的倾向得分,并为每个实验组医生匹配一个对照组的医生,进而比较两组医生之间订单量的差异,计算平均处理效应的值。从表6-5可知,在匹配之前,实验组中的医生平均订单量为243.9,而对照组中医生人均订单量为277.3,这表明加入医生团队后医生的订单量反而会比没加入时少33.4。T值只有-0.65,这表明匹配之前,由于很多外部干扰因素的影响,医生团队对医生的绩效影响被大大低估了,如果直接对未匹配的数据进行分析,就可能得到错误的结论,这也充分说明了倾向得分匹配的优越性。

利用倾向得分匹配进行匹配之后,每一个实验组医生都找到了与自己相似的对照组医生,这时候实验组医生人均订单量为244.3,而对照组人均订单量已经下降到147.1,两者相差97.2,T检验为2.07,大于临界值1.96,这说明在0.05显著水平上,实验组医生和对照组医生订单量存在显著差异,表明医生加入团队可以显著增加自己的订单量,提高自己的绩效水平。

表6-5的结果只是一次实验的结果,该结果可能会受到随机因素的干扰,从而导致结果不准确。本章利用有放回随机抽样的方法对实验数据进行50次抽样,然后重复上面的实验步骤,结果见表6-6。50次实验的平均处理效应值为97.3,与表6-5的结果非常相近。标准差由原来的51.2下降到42.7,说明多次试验降低了实验结果的波动性。P值为0.023,说明结果在0.05水平上是显著的,这充分证明了加入医生团队会显著促进医生个人绩效的提升。

表6-5 医生团队对医生绩效的影响结果

变量名称	样本	实验组	对照组	差　值	标准差	T值
订单量	匹配前	243.916 7	277.282 1	$-33.365\ 453$	51.174 66	-0.65
	ATT	244.323 9	147.063 2	97.260 702 2	47.094 07	2.07

表6-6　医生团队对医生绩效的影响结果(50)

	系　数	标准差	Z 值	$P>\|z\|$
平均 ATT 值	97.260 7	42.718 26	2.28	0.023

注：样本量为 3 223,重复取样 50 次。

第四节　鲁棒性检验

原始实验组医生数目(2 502 名)与对照组医生数目(2 623 名)是接近 1 : 1 的,为了扩大实验组和对照组样本比例,提高倾向得分匹配的准确度,上述实验是从原实验组随机抽取 600 名医生(约占总数 1/4)构成新的实验组。后续我们又从原始 2 502 名团队医生中随机抽取 800 名医生(约占总数 1/3)、1 200 名医生(约占总数 1/2),做鲁棒性检验,重复上述实验,比较几次实验结果是否一致。

表 6-7 和表 6-9 分别表示随机选取 800 名、1 200 名团队医生进行实验后的结果,表 6-8 和表 6-10 分别表示两次有放回随机抽样检测的结果。总体来说,匹配前、后的趋势与选取 600 名医生的趋势一致,即匹配前由于外界因素的干扰,团队影响被低估,对照组医生平均订单量高于实验组。经过倾向得分匹配模型匹配之后,团队影响被重新评估,实验组医生人均订单高于对照组医生,说明加入医生团队可以提高医生绩效水平,这与前面的实验结论一致。此外,对比图 6-4 与图 6-5、图 6-6 和图 6-7,两次实验匹配前、后倾向得分平稳趋近相等,表明实验组和对照组在各个维度上没有显著的差异。这种差异仅在 800 名医生的实验中显著,T 值为 2.47,大于 1.96,在 0.05 水平上显著,然而在 1 200 名医生的实验中并不显著($T=1.65<1.96$),且有放回随机抽样检测结果均不显著。产生这一结果的主要原因在于倾向得分匹配对实验组和对照组样本比例有着比较严格的要求。

一般而言,理想情况下是要求实验组样本数量远小于对照组样本数量。我们后续实验选取 1 200 名团队医生时,实验组与对照组样本数量差距较小,所以导致结果并不显著。但是匹配前、后的趋势仍与前面实验结论一致,说明实验模型具有较好的稳健性。

表 6-7 医生团队对医生绩效的影响结果(800)

变量名称	样本	实验组	对照组	差 值	标准差	T 值
订单量	匹配前	241.022 5	277.282 1	−36.259 6	44.877 75	−0.81
	ATT	241.274 1	152.453 6	88.820 44	35.919 94	2.47

表 6-8 Bootstrap 医生团队对医生绩效的影响结果(800)

	系 数	标准差	Z 值	$P>\lvert z\rvert$
平均 ATT 值	88.820 44	51.283 63	1.73	0.083

注:样本量为 3 423,重复取样 50 次

表 6-9 医生团队对医生绩效的影响结果(1 200)

变量名称	样本	实验组	对照组	差 值	标准差	T 值
订单量	匹配前	234.325	277.282 12	−42.957 119	37.869 337 5	−1.13
	ATT	234.912 2	167.144 778	67.767 503	41.043 595 9	1.65

表 6-10 Bootstrap 医生团队对医生绩效的影响结果(1 200)

	系 数	标准差	Z 值	$P>\lvert z\rvert$
平均 ATT 值	67.767 5	77.866 93	0.87	0.384

注:样本量为 3 823,重复取样 50 次。

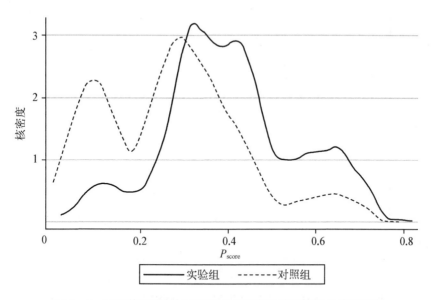

图 6 - 4　匹配前实验组与对照组的倾向得分密度函数分布(800)

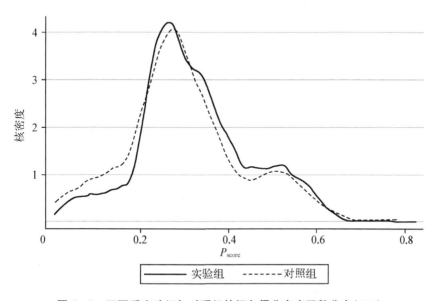

图 6 - 5　匹配后实验组与对照组的倾向得分密度函数分布(800)

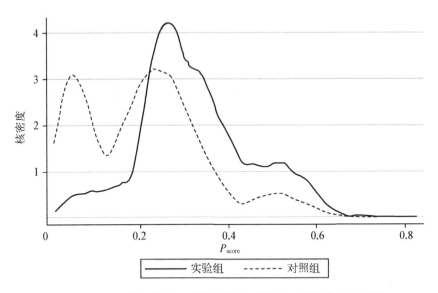

图 6 - 6　匹配前实验组与对照组的倾向得分密度函数分布（1 200）

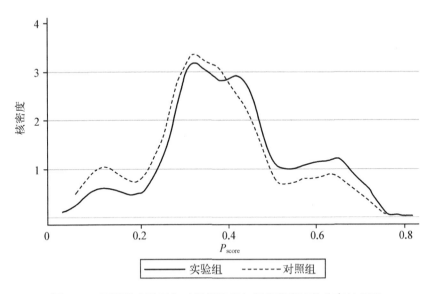

图 6 - 7　匹配后实验组与对照组的倾向得分密度函数分布（1 200）

第五节　本 章 小 结

医生团队的良好发展离不开医生的辛勤付出，而医生也可以在付出中获得收入和声誉，进而为团队发展做贡献，这是一个正反馈循环。但原始数据显示，团队医生的人均订单量小于非团队医生的订单量。这并不能直接得出加入医生团队会降低医生绩效的结论，主要是因为直接对比原始数据存在很多偏差和干扰因素，比如医生职位、所处医院、地区等，这些因素都可能会影响医生的订单量。如何排除外界因素的干扰，准确测量医生团队对医生个人绩效的影响，是本章研究的重点。

本章引入倾向得分匹配，通过构建 Logistic 回归模型平衡实验组和对照组控制变量之间的差异，并计算所有医生的倾向得分，尽可能保证配对的医生在其他各维度上没有显著差异，确保两者绩效差异仅仅是由是否加入团队这一个因素引起的，从而准确衡量团队对个人绩效的影响，帮助医生团队良性发展。后续我们做了很多鲁棒性检验，实验结果均保持一致，说明实验模型具有较强的鲁棒性，实验结论更加准确。

第七章　虚拟医生团队模式下医生个人绩效的影响因素研究

　　在合作的场景下,关于社会学习的一个关键问题是哪些因素会促进社会学习。穆罗和保罗提出多样性会促进社会学习。其他研究者也发现,有不同利益的相关者参与协作有助于学习。本章基于社会学习的视角探究虚拟医生团队合作中医生个人绩效的影响因素,研究团队成员之间的社会距离(包括知识距离和地位距离等)对医生个体绩效的影响。本章将社会学习概念化为医生个体与团队内其他成员社会互动所产生的个人绩效的提升,这是一种基于回报的社会学习策略。团队合作中的人际感知模型主要基于获取信息和获取信息的动机、技术的使用或社会分类。因此,了解各种形式的距离在人际感知和协作关系中所起的作用,在理论和实践上都有着重要的意义。

第一节 研究假设

虚拟医生团队成员间存在专业背景、职业经历、技术能力和所隶属的科室等的差异,导致团队成员拥有不同的资源,这种差异即知识距离。知识距离会影响到个体与团队其他成员之间的知识转移效率和资源利用率,从而影响个人绩效。一方面,知识距离使个体能够通过团队合作获取外部技术知识,这促进了新技术和新知识的创造。另一方面,由于知识距离的存在,团队成员之间产生了知识整合和互补,团队合作成员获取、消化其他成员知识的动力越强,向其他团队成员学习的愿望越强,越有利于提高个人绩效。对医疗合作来说,埃切尔斯(Etchells)等的研究指出,缺乏不同科室之间的合作会导致低效率的知识和信息共享,这种低水平的团队合作是造成医疗和麻醉事故的主要原因。基于此,我们提出以下假设:

> 研究假设一 在虚拟医生团队中,医生个人与团队其他成员的知识距离正向影响医生的个人绩效。

另外,适度的地位距离最大化了团队成员参与团队合作的程度,从而提高了个人绩效。与知识距离不同,个体与其他团队成员的地位距离涉及团队任务的分配-上级-下属关系、命令的服从等方面的问题。医生在正式组织中的地位在很大程度上反映了在虚拟团队中的地位。例如,贝希尔斯(Beshers)等发现,地位较低的工程师在高声望的工作岗位中的代表性不足,而地位较高的工程师在高声望的工作岗位中的比例过高。另外,当团队成员社会地位差异较大时,容易产生团队冲突。这些研究结果清晰地表明了社会分层系统的约束条件对组织和个人的影响。基于此,我们提出以下假设:

研究假设二　在虚拟医生团队中,医生个体与团队其他成员的地位距离负向影响医生的个人绩效。

在在线医疗平台中,职称等级较高的医生往往拥有更多患者的信任,也拥有更高的社会地位。患者可以将医生的职称等级视为他们的诊断或咨询质量的标志,因此愿意支付更多的费用。此外,在社会结构中具有社会优势的行动者往往拥有更多的资源,并能够更好地控制资源。例如,一个职称等级较高的医生可能与高超的医疗技能相关联,也可能与一个优秀的医生团队或是一家优秀的医院相关联。因此,患者愿意向职称等级更高的医生进行医疗咨询,并愿意为该医生提供经济回报。这些医生则具有更大的社会优势,可以提供更好的医疗资源(例如更好的医院和更好的医疗团队等)。因此,职称等级给医生个人绩效带来的影响一定是正向的。另外,高地位的团队成员能够跨越其他团队成员的知识距离并从协作中受益。于是,我们提出以下假设:

研究假设三　在虚拟医生团队中,医生职称等级正向调节知识距离对医生个人绩效的正向影响。

研究假设四　在虚拟医生团队中,医生职称等级负向调节地位距离对医生个人绩效的负向影响。

第二节　研究模型与数据

一、研究模型

虽然有许多形式的社会距离,但我们关注的是与虚拟医生团队成员特别相关的两种社会距离——知识距离和地位距离。这是因为,医生的专业知识和社会地位是团队建立时选择成员的重要标准。医生的工作具有高度的专业性，与其他人口统计学特征不同，专业知识和社会地位是与医生工作高度相关的、不可忽视的特征。接着我们考虑如何通过医生个体的职称等级来调节这两种社会距离与医生个人绩效的关系。由于从时间上看，研究的自变量——知识距离和地位距离在不同个体之间不存在显著性差异，因此，本章直接把面板数据混合在一起，采用合并数据（pooled data）的多元线性回归的方法估计参数，具体模型如图 7-1 所示。

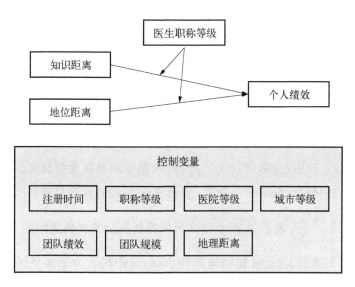

图 7-1　社会距离对个人绩效的影响研究模型

二、研究数据

研究数据同样来自好大夫在线医疗咨询平台。我们于 2019 年 1 月至 2019 年 6 月，连续收集了好大夫在线医疗平台所有医生团队和团队成员数据，从在线医疗平台提供的线上数据和线下数据两个方面考虑，抽取所有医生个人属性，包括医生职称等级、所在医院、所在城市、擅长疾病种类、注册时间、订单量以及团队订单量和团队规模。网站上所有数据都是公开的，不涉及隐私和利益纠纷。在删除缺失值的记录后，最终数据集包括 1 432 个团队，共 5 007 名医生的连续 6 个月的数据。

三、变量定义

(一)因变量

医生个人绩效($\ln Increase$):本章中的因变量是虚拟医生团队中所有医生的个人绩效。在我们的目标在线咨询平台中,我们通过医生个体每个月的个人订单量的自然对数来衡量这个因变量。

(二)自变量

知识距离($knowledge Distance$):团队成员所掌握的专业知识由其擅长医治的疾病的种类来衡量。这里我们使用 Jaccard 距离($distance$)来计算两个医生之间的知识距离,公式如下:

$$\text{Jaccard } distance(\text{A, B}) = 1 - \frac{X_A \bigcap X_B}{X_A \bigcup X_B} \qquad (7-1)$$

在式(7-1)中,分母 $X_A \bigcup X_B$ 表示 A 医生和 B 医生擅长医治的疾病的并集中疾病的数量,分子 $X_A \bigcap X_B$ 表示 A 医生和 B 医生都擅长医治的疾病的数量。$\frac{X_A \bigcap X_B}{X_A \bigcup X_B}$ 表示 A 医生和 B 医生擅长医治的疾病之间的 Jaccard 相似系数,用 1 减去 Jaccard 相似系数即 Jaccard 距离。为了衡量医生团队内医生个体与其他个体之间社会学习的程度,我们用每个医生个体与团队内其他所有医生个体之间擅长医治的疾病的 Jaccard 距离的平均值来表示医生与其他团队成员之间的知识距离。

地位距离($status Distance$):团队内医生的地位由其职称等级来衡量。这里我们首先将医生的职称转化为有序变量(职称等级按照我国的医务人员职称等级划分标准来衡量),再使用欧式距离来计算两个医生之间的地位距离,公式如下:

$$status Distance(\text{A, B}) = \sqrt{(x_A - x_B)^2} = |x_A - x_B| \qquad (7-2)$$

在式(7-2)中,x_A 表示医生 A 的职称等级,x_B 表示医生 B 的职称等级。为了衡量医生团队内医生个体与其他个体之间社会学习的程度,我们

用每个医生个体与团队内其他所有医生个体之间地位欧氏距离的平均值来
表示医生与其他团队成员之间的知识距离。

（三）控制变量

在个体层面（lnLong），医生在医疗咨询平台注册的时间长短可能会影
响个人的绩效，注册时间长短可以通过医生注册时间和我们每次收集数据
的截止时间的天数差的对数来衡量。医生的职称等级（titleLevel）、所在医
院等级（hospitalLevel）和所在城市等级（cityLevel）都能体现医生的地位资
本，影响医生的订单量。这里我们将这三个变量转化为有序变量。其中，职
称等级按照我国的医务人员职称等级划分标准来给定等级，医院等级则综
合考虑医院规模、科研方向、人才技术力量、医疗硬件设备等医院资质评定
指标来给定等级，城市等级则按照2019年"第一财经"给出的城市等级划分
来给定等级。在团队层面，团队规模（teamSize），即团队成员的数量，可能
与多样性、团队绩效和个人绩效有关。地理距离（geoDistance）是与社会学
习相关的一个控制变量，我们通过百度地图定位了各个医生所在医院的经纬
度，再根据经纬度确定地理距离，计算方式为医生个体与其他团队成员地理距
离的平均值。医生的职称等级（titleLevel）既是控制变量，也是调节变量。

第三节　研究结果

表7-1列出了研究变量的类型、名称、变量定义和各变量的均值、标准
差、最小值和最大值。总帮助患者数取对数之后的最大值为6.461，平均值
为1.376，说明大部分医生每个月都会有订单量。职称等级平均值为2.497，
说明团队内的医生既有地位高的医生，也有地位低的医生。医院等级和城
市等级的平均值分别为7.729和4.063，说明大多数医生团队的医生都来自
三甲医院或者大城市。最大的团队规模为10人，平均团队规模为4.14人，
说明大多数团队规模都在5人以下。地理距离（km）取对数后最大值为

0.946,平均值为 0.853,说明跨医院、跨地域的在线医疗团队很少,大部分医疗团队都是由同一医院的医生组成的。

表 7-1　变量描述性统计

变量类型	变量名称	变量含义	Mean	Std. Dev.	Min	Max
因变量	lnIncrease	个人订单量增长(滞后一期,取对数)	1.376	1.559	0	6.461
控制变量	lnLong	注册时间长短(取对数)	6.984	0.934	1.609	8.316
	titleLevel	职称等级	2.497	0.986	0	4
	hospitalLevel	医院等级	5.729	0.990	0	6
	cityLevel	城市等级	4.063	1.157	0	5
	lnHelp	团队订单量(取对数)	3.480	1.273	0	7.765
	teamSize	团队规模	4.140	1.826	2	10
	geoDistance	地理距离(医生个体与团队内其他成员的地理距离)取对数	0.853	1.970	0	7.946
自变量	knowledge-Distance	知识距离(医生个体与团队内其他成员擅长疾病的 Jaccard 距离)	0.755	0.246	0	1
	statusDistance	地位距离(医生个体与团队内其他成员的地位差异)	1.127	0.621	0	3

主要变量的相关系数矩阵见表 7-2,两个自变量之间的相关系数均小于 0.4,说明自变量之间互不相关。知识距离和地位距离与因变量之间均显著相关($r=0.134$,$p<0.05$;$r=0.038$,$p<0.05$),调节变量职称等级也与医生个人绩效正相关($r=0.298$,$p<0.05$)。这些结果为分析知识距离和地位距离与医生个人的绩效之间的关系以及职称等级在其中起到的调节作用提

表 7 - 2 相关系数矩阵

	1	2	3	4	5	6	7	8	9	10
1. lnIncrease	1									
2. lnLong	0.385*	1								
3. titleLevel	0.298*	0.527*	1							
4. hospitalLevel	0.079*	0.070*	0.068*	1						
5. cityLevel	0.157*	0.159*	0.020	0.012	1					
6. lnHelp	0.226*	0.092*	0.025*	0.012	0.271*	1				
7. teamSize	−0.061*	−0.004	−0.061*	0.044*	0.131*	0.182*	1			
8. geoDistance	0.036	0.022	0.020	−0.286*	−0.047*	0.116*	0.058*	1		
9. knowlegeDistance	0.134*	0.142*	0.139*	0.045*	0.041*	0.087*	−0.127*	0.059*	1	
10. statusDistance	0.038	0.069*	0.159*	−0.010	0.027*	−0.014	−0.155*	−0.023*	0.092*	1

显著性：* $p < 0.05$。

供了必要的前提。本章中自变量与因变量之间的关系较为密切,因此适合进行进一步的分析。

回归结果见表7-3。步骤1中仅包含控制变量。结果表明,医生注册时间长短、职称等级、医院等级、城市等级、团队订单量、团队规模和地理距离对团队绩效均有显著的正向影响。医生在在线咨询平台中注册的时间越长,经验就越多。与新加入平台的医生相比,注册时间长的医生更加了解平台的运营模式和制度,对医生团队内其他成员的了解更深入,团队成员间的合作更具凝聚力。医生的职称等级、医院等级、城市等级,均是医生社会地位的体现,地位越高的医生往往会受到患者更多的青睐。团队订单量体现的是医生所在团队的绩效,绩效更高的团队往往有更好的资源、更强的凝聚力,高绩效也会对团队中的个体产生积极的影响。之前的研究证明,团队规模对团队绩效的影响是正向的。在本章中,团队规模负向显著($\beta=-0.085, p<0.001$)影响团队中的个人绩效,原因一方面可能是较大的团队更有可能产生更多不同的观点,容易引起团队冲突,并且团队规模的增加,对管理者来说是一个挑战;另一方面,团队中等级低的医生在团队范围之外接单的优势比较小,其绩效大多来源于团队绩效。医生个体与其他团队成员的地理距离正向显著($\beta=0.025, p<0.001$)影响个人绩效,说明不同医院、不同地域的医疗资源整合,有利于医生之间的相互学习和交流,对医疗发展较落后地区的医生来说,与较发达地区的医生合作,加入虚拟医生团队,可以学习到更先进的医疗知识,提升自身能力,获得医疗资源,从而提高自身绩效。

表7-3 回归结果

变 量	步骤1	步骤2	步骤3	步骤4	步骤5
控制变量					
ln*Long*	0.468***	0.462***	0.461***	0.460***	0.459***
	(0.010)	(0.010)	(0.010)	(0.010)	(0.010)

续　表

变　　量	步骤1	步骤2	步骤3	步骤4	步骤5
titleLevel	0.211***	0.211***	0.123***	0.116***	0.047
	(0.010)	(0.010)	(0.025)	(0.021)	(0.029)
hospitalLevel	0.095***	0.090***	0.090***	0.090***	0.090***
	(0.009)	(0.008)	(0.008)	(0.008)	(0.008)
cityLevel	0.097***	0.097***	0.097***	0.097***	0.097***
	(0.008)	(0.008)	(0.008)	(0.008)	(0.008)
ln*Help*	0.234***	0.230***	0.231***	0.230***	0.231***
	(0.007)	(0.007)	(0.007)	(0.007)	(0.007)
teamSize	−0.085***	−0.083***	−0.083***	−0.085***	−0.086***
	(0.005)	(0.005)	(0.005)	(0.005)	(0.005)
geoDistance	0.025***	0.022***	0.022***	0.022***	0.022***
	(0.005)	(0.005)	(0.005)	(0.005)	(0.005)
主要影响					
knowledgeDistance		0.269***	−0.005	0.280***	0.046
		(0.032)	(0.076)	(0.032)	(0.077)
statusDistance		−0.050***	−0.051***	−0.230***	−0.221***
		(0.014)	(0.014)	(0.036)	(0.036)
交互作用					
titleLevel * *knowledgeDistance*			0.115***		0.098***
			(0.031)		(0.031)

续　表

变　　量	步骤 1	步骤 2	步骤 3	步骤 4	步骤 5
titleLevel * *statusDistance*				0.067***	0.064***
				(0.013)	(0.013)
_cons	−3.842***	−3.909***	−3.697***	−3.654***	−3.488***
	(0.080)	(0.081)	(0.098)	(0.095)	(0.107)
R-squared	0.214	0.216	0.217	0.217	0.217

注：标准误差在括号中。

显著性：*** $p<0.001$；** $p<0.05$；* $p<0.1$。

步骤 2 在步骤 1 的基础上加入了团队成员与其他成员的知识距离与地位距离对自身绩效的影响。结果表明,知识距离对个人绩效起着显著的正向作用($\beta=0.269,p<0.001$),研究假设一成立,意味着医生个人与其他成员之间的知识差异越大,个体的订单量会越多。地位距离对个人绩效起着显著的负向作用($\beta=-0.050,p<0.001$),研究假设二得到验证,意味着医生个体与其他成员之间的地位差异越大,个体的订单量会越多。

步骤 3、步骤 4、步骤 5 在步骤 2 的基础上分别加入了职称等级与知识距离和地位距离的交互项。医生职称等级与知识距离和地位距离的交互作用的回归系数都是正向显著的($\beta=0.115,p<0.001$;$\beta=0.067,p<0.001$),研究假设三、研究假设四均得到验证,意味着知识距离对个人绩效的正向影响随着医生职称等级的提高而增加,地位距离对个人绩效的负向影响随着医生职称等级的提高而降低。图 7-2 和图 7-3 展示的分别是知识距离和地位距离与医生职称等级的交互作用。如图 7-2 所示,医生职称等级正向调节知识距离对个人绩效的正面影响,当医生个人职称等级较高时,知识距离与个人绩效显著正相关。如图 7-3 所示,医生职称等级负向调节地位距离对团队绩效的负面影响,当职称等级较高时,地位距离对个人绩效的负面影响越弱。

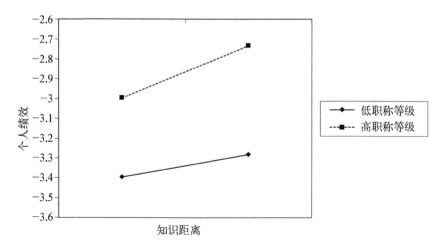

图 7 - 2　知识距离与职称等级的交互作用

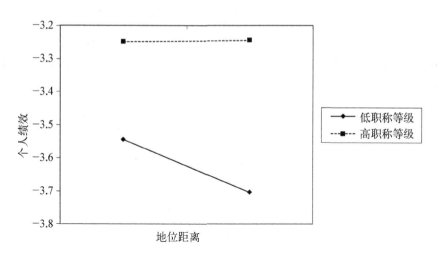

图 7 - 3　地位距离与职称等级的交互作用

第四节　本 章 小 结

　　团队成员的个人绩效往往会受到团队成员知识和能力的搭配情况、成员间相互学习等因素的影响。本章探讨虚拟医生团队中医生个人与其他成员之间的知识距离和地位距离对团队成员个人绩效的影响,以及医生职称等级对上述社会距离的调节作用,针对主要发现提出以下管理建议。

(1) 医生与其他团队成员之间的知识距离对个人绩效产生正向影响,因此,对擅长医治不同疾病的医生来说,可以通过社会学习或者沟通、交流进行知识融合,汲取团队内其他医生的优点,提高团队知识利用率和转化率,提升自身的学习能力和工作积极性,进而提高个人绩效。

(2) 医生与其他团队成员之间的地位距离对个人绩效产生负向影响,因此,在医生团队合作中,尽量减少提及医生之间的地位或等级差异的频率,否则会产生团队内的冲突和歧视问题,降低团队成员对团队的认同感,也不利于医生个人的发展。

(3) 医生职称等级正向调节知识距离对个人绩效的影响,由于专业知识多样性较高的团队知识资源比较丰富,在当前的分级诊疗制度下,有条件、有能力的高等级医生可以多参加不同领域的医疗合作。一方面,他们可以与他人分享专业的医疗知识和医疗资源;另一方面,这样可以扬长补短,通过社会学习弥补自己所欠缺的知识和能力,提高自己的业务水平,进而提高个人绩效。

(4) 医生职称等级负向调节地位距离对个人绩效的影响,当医生的职称较高时,个人绩效的提高要强于与其他成员的地位差异给个人绩效带来的负面影响。对职称等级较低的医生来说,可以通过加强向他人的学习、沟通和交流来提高工作能力,积极融入团队,从而获得团队其他成员的尊重,并且提高自我认知地位,通过自身努力减少与其他成员的地位差异。

第八章　医生团队异质性对团队绩效的影响机制

当今的组织越来越依赖于不同特征与不同背景的成员组成的团队。从团队配置角度来说，团队成员间异质性是一个重要的话题。然而，团队异质性犹如一把双刃剑，不同的团队异质性会对团队绩效产生不同的影响。大多数研究表明，团队异质性主要通过两种视角影响团队绩效和成员满意度：信息处理视角和社会分类视角。

根据信息处理视角，异质群体应该超越同质群体，因为前者可以获得更广泛的知识、技能、能力和意见，从而能够产生更多与任务相关的独特信息、更好的决策和创造性的解决方案。

而根据社会分类视角，同质群体应该超越异质群体，因为人们基于社会属性的差异将自己和他人分为不同的社会群体，并且与自己相似的人一起工作会提升人们的工作满意度。

过往研究表明，团队异质性的影响往往取决于两种机制的相互作用。

本章将纳入信息处理视角和社会分类视角，从团队异质性角度关注虚拟医生团队的团队配置将如何影响团队绩效。

第一节 研究假设

一、团队异质性与团队绩效——基于社会分类视角

贝尔等(Bell et al.，2011)认为,与具有不同的人口统计特征的团队成员相比,具有相似人口统计特征的团队成员可能更容易被彼此吸引并且更有可能相互合作。例如,相似-吸引范式(similarity-attraction paradigm)解释了具有相似属性的团队成员之间的相互吸引力将导致更有效的团队沟通,并最终提高团队绩效。团队成员之间的社会分类形成了"群体外"和"群体内"的区别:人们将与自己相似的人视为"群体内成员",同时将那些与自己不同的人归类为"群体外成员"。这种分类将导致团队中的群体间歧视,并降低团队凝聚力,导致更多的群体间冲突。因此,基于社会分类的研究通常集中于探究团队异质性对团队绩效的负面影响。

医生和患者之间的在线医疗咨询是一系列双向动态交互的过程。在在线健康咨询平台中,医生可以分享医疗信息,提供咨询,为患者提供在疾病预防、诊断、复发和自我管理方面的建议,其在线行为也会影响患者的信任、整体满意度和持续在线咨询的意愿。另外,患者可以决定是否开始、继续或停止与医生沟通,并且他们可以在咨询后评估医生的服务质量。通常,医生参与在线健康咨询是一种社会交换过程。社会交换理论主张使用经济学方法分析非经济的社会行为,并广泛应用于理解社会关系中的动态交换过程(Molm，1994)。社会交换的两个重要特征是:① 结构权力(社会中参与者之间依赖关系的力量)交换;② 动态互动(轮次交换行动)。有学者认为,医生参与在线健康咨询是由社会交换理论主导的社会交换行为,而不是纯粹的经济交换。因此,他们借鉴社会交换理论,通过专业资本的视角来确定医生的社会交换资源,从而解释在线健康咨询社区中医生的社会和经济回报。

在医患之间的社会交流中,医生的交换资源是他们的专业资本。专业资本是与社会专业人士相关的一种特殊的、稀有的、持久的和有价值的资本,因为它涉及权力优势和专业认证(Nolan and Molla,2017)。

在社会结构(医生和患者之间的依赖关系和医生的等级系统)中,资源被视为地位和权力的一种表现形式,因此医生的专业资本可以分为地位资本和决策资本。地位资本代表了医生在社会结构中的个人和社会优势。它是一种经过权威机构认证的结构性权力(Cropanzano,2005),与医生的在线行为无关。在线健康咨询中,医生的地位资本是医生的社会地位。提供在线健康咨询服务的医生可能职称等级不同,拥有较高职称的医生通常拥有更多的优先权和特权。决策资本被认为是做出正确判断的能力和意愿所决定的决策行为。与地位资本相比,如果没有与患者的互动,就无法识别医生的决策资本,并且医生的决策资本已经转移到在线咨询这样的交换行为中。为了提高决策资本,提供在线咨询服务的医生需要向患者发送一些信号(如提供更多的咨询服务、发布更多的在线文章),来表现他们的工作意愿和服务态度,由此提高患者的信任度。

在线声誉是指可以管理和收集互联网平台上参与者传播、交流与共享在线评价的平台。在线声誉可以在一定程度上反映服务质量,可以帮助消费者抵消部分由信息不对称造成的问题。在在线健康咨询平台上,医生声誉主要通过用户在咨询服务后对咨询质量的评估反馈来体现,包括评分、评论、点赞、"鲜花"和"礼物"等。用户对服务质量越满意,他们就越倾向于给予积极的反馈,例如更高的评分、更积极的评论、更多的"喜欢"、更多的"鲜花"或更多的"礼物"。

医生的地位资本、决策资本和在线声誉这三个属性在在线健康咨询平台上是可观测的。团队中不同的医生成员具有不同的属性。基于此,我们根据社会分类视角提出以下假设:

研究假设一 虚拟医生团队中,地位资本异质性负向影响团队绩效。

　　研究假设二　虚拟医生团队中,决策资本异质性负向影响团队绩效。

　　研究假设三　虚拟医生团队中,在线声誉异质性负向影响团队绩效。

二、团队异质性与团队绩效——基于信息处理视角

　　信息处理视角认为,群体通过信息处理系统管理外部不确定性。研究表明,团队内的信息处理有助于克服信息抽样偏差,有利于团队做出更好的决策,从而提高团队绩效。例如,普梅斯(Postmes)等认为,当某个群体引入一个关键性规范时,非共享信息会更有效,并且该群体可以更频繁地做出高质量的决策。因此,基于信息处理视角的研究一般认为团队异质性会对绩效产生积极影响。

　　与地位资本等高度可观测的属性不同,医生的专业知识属于与其工作直接相关的信息属性,具有潜在的挖掘价值。同时,具有不同专业知识的团队成员之间的沟通将促进信息的传递,增强团队的创造力和创新能力,从而有效地完成工作并提高组织绩效。医疗合作中不同部门之间的合作有助于避免医疗事故,促进患者流动和病例分享。

　　同时,虚拟医生团队的成员主要通过互联网进行互动,因此这些虚拟团队更容易出现信息处理失败的情况。例如,在信息共享和更新团队知识的过程中存在通信局限。麦克劳德(McLeod)建议"警惕信息处理"(对系统信息处理和替代解决方案的深入讨论)可以提高虚拟团队决策的质量。因此,我们提出以下假设:

　　研究假设四　虚拟医生团队中,专业知识异质性正向影响团队绩效。

三、团队领导声誉的调节作用

团队以一种方式协同工作,充分利用团队的资源来实现集体目标,领导者在这一过程中发挥着重要作用。这些领导者的影响可能是正式的,如团队中的管理职位和领导风格;也可能是非正式的,如领导者声誉等。许多研究都考察了团队领导者的个人特性(他们的领导风格、经验等)对团队异质性与团队绩效之间关系的调节作用。

由于团队异质性可能会导致管理协调成本的增加和一些团队歧视、团队冲突问题,因此团队领导者通常需要投入大量精力和资源处理这些问题,进而提高团队绩效。在我们的研究中,口碑被定义为虚拟医生团队专家领导者的在线声誉。研究表明,具有更好在线声誉的医生将具有更高的绩效。在线声誉也反映了在线健康咨询平台中患者对医生评估的可信度。因此,我们相信具有更好在线声誉的医生将在在线健康咨询市场中表现更佳。

在我们的研究平台中,超过90％的团队以团队领导专家的名字命名。因此,领导专家的口碑对团队绩效的调节作用不容忽视。因为大多数患者可能会选择具有较高声誉的专家进行在线医疗咨询,所以领导专家的口碑对团队绩效有积极影响。因此,我们假设领导专家的口碑的调节作用如下:

研究假设五　虚拟医生团队中,领导专家的口碑正向调节地位资本异质性与团队绩效间的关系。

研究假设六　虚拟医生团队中,领导专家的口碑正向调节决策资本异质性与团队绩效间的关系。

研究假设七　虚拟医生团队中,领导专家的口碑正向调节在线声誉异质性与团队绩效间的关系。

研究假设八　虚拟医生团队中,领导专家的口碑正向调节专业知识异质性与团队绩效间的关系。

第二节　研究模型与数据

一、研究模型

虽然有许多形式的团队异质性,但我们关注的是与虚拟医生团队成员直接相关的四种异质性——地位资本、决策资本、在线声誉和专业知识。接着我们考虑如何通过领导专家的声誉来调节这些关系。本研究采用多元线性回归的方法,具体模型如图8-1所示。

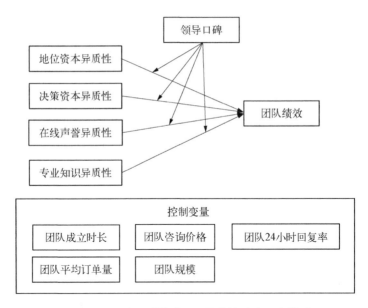

图8-1　团队异质性对团队绩效的影响研究模型

二、研究数据

我们于2019年1月收集了好大夫在线医疗平台所有医生团队和医生团队成员数据,从中抽取所有医生个人属性,大致可以划分为地位资本(医生职称等级、所在医院等级、所在城市等级)、专业知识(科室类别)、决策资本

（发表文章、服务种类、在线频率、总咨询数）和在线声誉（收到感谢信数量、收到"礼物"数量）。网站上所有数据都是公开的，不涉及隐私和利益纠纷。在删除缺失值的记录后，最终数据集包括 1 568 个团队，共 5 481 名医生。

三、变量定义

（一）因变量

本章中的因变量是虚拟医生团队的团队绩效（Team performance），使用在线健康咨询平台中团队总帮助患者数的自然对数来衡量。

（二）自变量

（1）地位资本异质性（Status capital diversity）：团队成员的地位资本由个人和社会优势来衡量。一般来说，地位资本可以表明医生是谁，身在何处。地位资本数据处理方法同上一章节一样。根据哈里森（Harrison）和克莱因（Klein）的研究，我们使用所有团队成员的地位资本的变异系数来计算地位资本异质性。该系数越高，团队成员的分布越广，团队就越多样化。若每个成员的地位资本表示为 T_i，并且 n 个团队成员的平均地位资本是 T_{mean}，则可以用式（8-1）来计算变异系数（Harrison and Klein，2007）：

$$变异系数 = \left[\sum (T_i - T_{mean})^2/n\right]^{1/2}/T_{mean} \qquad (8-1)$$

（2）决策资本异质性（Decisional capital diversity）：考虑到医生与患者交流互动的频率和分布，决策资本是通过医生使用在线健康咨询平台与患者的动态互动来衡量的，比如，发表文章的数量、在线咨询的数量和医生的在线频率。类似于地位资本异质性的计算，将三个变量先标准化再取平均值汇总到决策资本这个复合变量中，然后使用变异系数计算多样性。

（3）在线声誉异质性（Online reputation diversity）：我们通过患者向医生提供的感谢信和虚拟礼物的总数来衡量在线声誉。类似于地位资本异质性和决策资本多样性的计算，在归一化后对这三个变量取平均值。然后，使用所有团队成员的在线声誉的变异系数计算在线声誉异质性。

（4）专业知识异质性（Professional knowledge diversity）：不同科室的医生掌握不同的专业知识。由于团队成员的科室是分类变量，所以我们使用 Blau 指数来衡量专业知识的异质性。如果将一个团队中每个科室的团队成员所占团队总人数的百分比表示为 P_i，则根据式（8-2）可计算 Blau 指数（Harrison and Klein，2007）：

$$Blau\ 指数 = 1 - \sum P_i^2 \qquad (8-2)$$

在医疗保健服务方面，患者缺乏诊断技能和治疗选择方面的知识以及其他专业知识，而医生是拥有这些相关技术技能和知识的专业人士，这些知识被视为医生的宝贵交换资源。因此，以上四个变量不仅体现了医生和患者之间的社会交换过程，而且互不影响，从不同角度反映了医生个体的特征，所以我们将它们放在一起加入异质性模型中进行讨论。

（三）控制变量

在团队层面，虚拟医生团队建立时间的长短可能会影响团队绩效。团队成立时长（Team longevity）可以通过团队建立的时间和收集数据的截止日期的天数差来衡量。团队规模（Team size）是团队成员的数量。团队咨询价格（Team price）是团队为患者提供的咨询服务价格取自然对数。团队 24 小时回复率（Team response rate）表示团队对患者咨询的 24 小时响应率，体现了团队的工作效率。此外，为了控制团队成员的个人表现，团队平均订单量（Team average level），即团队成员的平均个人绩效也取自然对数放入模型中。领导专家的口碑（Leader reputation）既是控制变量也是调节变量，它是由团队领导专家的在线声誉来衡量的。

第三节 研究结果

表 8-1 列出了研究变量的类型、名称、变量定义和各变量的最小值、最

大值、均值和标准差。总帮助患者数取对数之后的最大值为 7.254,平均值为 2.634,说明大部分团队都在在线健康咨询平台上帮助过患者。最大的团队规模为 10 人,平均团队规模为 3.5 人,说明大多数团队规模都在 4 人以下。团队 24 小时的平均回复率为 0.875,表明大部分团队的回复效率都很高。

表 8-1 变量描述性统计

变量类型	变 量 名	变 量 描 述	最小值	最大值	平均值	标准差
因变量	Team performance (ln)	团队总帮助患者数（取对数）	0	7.524	2.634	1.433
控制变量	Team longevity	团队成立时长	0	15	7.63	3.357
	Team size	团队规模	2	10	3.5	1.492
	Team price (ln)	团队咨询价格（取对数）	1.609	6.908	3.831	1.015
	Team response rate	团队 24 小时回复率	0	1	0.875	0.214
	Team average level (ln)	团队平均订单量（取对数）	−1.099	9.685	5.953	1.656
	Leader reputation	团队领导者口碑	0	0.8	0.049	0.09
自变量	Status capital diversity	地位资本异质性	0	1	0.13	0.081
	Decisional capital diversity	决策资本异质性	0	2.877	0.563	0.478
	Online reputation diversity	声誉异质性	0	3	1.066	0.446

续　表

变量类型	变量名	变量描述	最小值	最大值	平均值	标准差
自变量	*Professional knowledge diversity*	专业知识异质性	0	0.9	0.19	0.261

主要变量的相关系数矩阵见表 8-2,四个异质性变量之间的相关系数均小于 0.4,说明自变量之间互不相关。地位资本异质性与决策资本异质性与因变量之间显著负相关($r=-0.056,p<0.05;r=-0.268,p<0.01$),而在线声誉异质性与专业知识异质性与因变量显著正相关($r=0.098,p<0.01;r=0.168,p<0.01$),调节变量领导专家的口碑也与团队绩效正相关($r=0.393,p<0.01$)。这些结果为分析异质性与团队绩效之间的关系以及领导专家的口碑的调节作用提供了必要的前提。结果与基本假设相一致,且本章中自变量与因变量之间的关系较为密切,因此适合进行进一步的分析。

回归结果见表 8-3。步骤 1 中仅包含控制变量。结果表明,团队成立时长、团队规模、团队成员平均订单量和领导专家的声誉对团队绩效均有显著的正向影响。团队建立的时间越长,团队的经验就越多。成员之间的相互理解越深入,合作越具凝聚力。较大的团队更有可能产生不同的观点,拥有更多的技能,并且随着团队规模的扩大,团队提供的服务的数量和质量将会提高。团队成员的平均订单量多,将促进患者对团队医生的信任。领导专家的声誉好意味着团队的服务质量有保证,病人承担的风险较小。步骤 1 解释了因变量的 32% 变异。

步骤 2 在步骤 1 的基础上加入异质性对团队的影响。结果表明,地位资本异质性和决策资本异质性对团队绩效起着显著的负向影响作用($\beta=-0.776,p<0.05;\beta=-0.679,p<0.001$),研究假设一和研究假设二均得到验证。这也意味着团队成员之间的地位资本差异越大,团队成员之

表 8-2　相关系数矩阵

	1	2	3	4	5	6	7	8	9	10	11
1. Team performance (ln)	1										
2. Team longevity	0.366**	1									
3. Team size	0.222**	0.184**	1								
4. Team price (ln)	0.270*	0.117**	0.136**	1							
5. Team response rate	0.069**	0.019	0	0.075**	1						
6. Team average level (ln)	0.429**	0.230**	0.039	0.273**	0.169**	1					
7. Leader reputation	0.393**	0.107**	0.144**	0.386**	0.136**	0.504**	1				
8. Status capital diversity	−0.056*	−0.001	0.032	0.042	−0.003	−0.054*	−0.006	1			
9. Decisional capital diversity	−0.268**	0.050*	0.172**	−0.134**	−0.063*	−0.351**	−0.200**	0.098**	1		
10. Online reputation diversity	0.098**	−0.024	0.516**	0.097**	0.037	−0.015	0.219**	0.138**	0.342**	1	
11. Professiomal knowledge diversity	0.168**	0.055*	0.099**	0.172**	0.071**	0.223**	0.196**	0.111**	−0.036	0.106**	1

显著性：* $p<0.05$；** $p<0.01$；*** $p<0.001$。

表 8 - 3　回归结果

变　量	步骤 1	步骤 2	步骤 3	步骤 4	步骤 5	步骤 6	步骤 7
常量	−0.222	0.392	0.468*	0.44*	0.348	0.393	0.5*
	(−1.109)	(1.83)	(2.159)	(2.016)	(1.612)	(1.833)	(2.259)
控制变量							
Team longevity	0.11***	0.125***	0.125***	0.125***	0.125***	0.125***	0.125***
	(11.856)	(13.506)	(13.548)	(13.521)	(13.509)	(13.49)	(13.578)
Team size	0.125***	0.124***	0.123***	0.124***	0.129***	0.124***	0.133***
	(6.037)	(5.235)	(5.231)	(5.243)	(5.403)	(5.236)	(5.596)
Team price (ln)	0.051	0.019	0.018	0.017	0.018	0.019	0.011
	(1.512)	(0.591)	(0.542)	(0.514)	(0.562)	(0.583)	(0.323)
Team response rate	−0.056	−0.078	−0.078	−0.077	−0.075	−0.078	−0.071
	(−0.395)	(−0.567)	(−0.569)	(−0.562)	(−0.541)	(−0.567)	(−0.519)
Team average level (ln)	0.213***	0.146***	0.146***	0.144***	0.141***	0.146***	0.13***
	(9.589)	(6.447)	(6.456)	(6.305)	(6.112)	(6.359)	(5.548)

· 114 ·

续　表

变　量	步骤 1	步骤 2	步骤 3	步骤 4	步骤 5	步骤 6	步骤 7
Leader reputation	3.324***	2.883***	1.577*	2.469***	4.619***	2.951***	3.801**
	(8.242)	(7.126)	(2.182)	(4.536)	(3.918)	(5.005)	(3.099)
主效应							
Status capital diversity		−0.776*	−1.23**	−0.786*	−0.742*	−0.774*	−1.346**
		(−2.125)	(−2.929)	(−2.151)	(−2.027)	(−2.116)	(−3.189)
Decisional capital diversity		−0.679***	−0.677***	−0.715***	−0.683***	−0.679***	−0.741***
		(−9.459)	(−9.443)	(−9.114)	(−9.513)	(−9.438)	(−9.348)
Online reputation diversity		0.249**	0.239**	0.243**	0.295**	0.248**	0.308***
		(2.904)	(2.795)	(2.83)	(3.257)	(2.892)	(3.389)
Professional knowledge diversity		0.292*	0.273*	0.285*	0.301**	0.303*	0.307*
		(2.509)	(2.341)	(2.445)	(2.587)	(2.239)	(2.274)

续 表

交互效应

变 量	步骤 1	步骤 2	步骤 3	步骤 4	步骤 5	步骤 6	步骤 7
Status capital diversity * Leader reputation			10.22^*				14.083^{**}
			(2.182)				(2.832)
Decisional capital diversity * Leader reputation				1.233			2.009
				(1.137)			(1.774)
Online reputation diversity * Leader reputation					-1.264^*		-2.307^{**}
					(-2.016)		(-2.62)
Professional knowledge diversity * Leader reputation						-0.18	-0.6
						(-0.158)	(-0.508)
R^2	0.32	0.361	0.363	0.362	0.362	0.361	0.367
F	122.452^{***}	87.976^{***}	80.604^{***}	80.111^{***}	80.277^{***}	79.930^{***}	64.165^{***}

显著性：$^*\ p<0.05$；$^{**}\ p<0.01$；$^{***}\ p<0.001$。

间的努力程度差异越大,团队的订单量就会越少。地位资本高的医生,其职称等级、医院等级和城市等级往往更高,患者往往也会选择地位高的医生就诊。因此,地位资本高的医生通常会享有更高的优先级,这一现象可能会产生地位歧视,引起团队冲突,不利于团队的发展。团队成员之间决策资本的异质性越大,团队集体行动就越难以成功。社会地位与决策资本可能代表着不同的人生阅历和思想观念,容易造成团队成员间的偏见与歧视,使得团队成员难以进行有效的交流与沟通,团队绩效也会随之下降。在线声誉异质性和专业知识异质性与团队绩效显著正相关($\beta=0.249$,$p<0.01$;$\beta=0.292$,$p<0.05$),步骤2解释了因变量的36.1%变化。与步骤1相比,主效应的增加提高了模型的解释能力。研究假设四成立,但研究假设三并未得到验证。这就意味着团队成员之间的在线声誉差异与专业知识差异越大,团队的订单量会越多。医生的在线声誉体现了患者对医生的信任与满意度,在线声誉高的医生往往更受欢迎。在在线声誉异质性较大的团队中,在线声誉高的医生可以带动在线声誉低的医生,激发他们的工作积极性,使得团队氛围更加融洽。专业知识的差异不仅可以为团队成员带来新的信息和经验,而且还可利用团队成员间可能存在的意见分歧,激发产出创新性的观点。

步骤3、步骤4、步骤5、步骤6在步骤2的基础上分别加入了领导专家的口碑与地位资本异质性、决策资本异质性、在线声誉异质性和专业知识异质性的交互项。领导专家的口碑与地位资本异质性交互作用($\beta=10.22$,$p<0.05$)和在线声誉异质性($\beta=1.264$,$p<0.05$)的回归系数是显著的。而领导专家的声誉与决策资本异质性和专业知识异质性的交互作用均不显著,即研究假设六和研究假设八均不成立。

图8-2和图8-3展示的分别是地位资本异质性和在线声誉异质性与领导专家的口碑的交互作用。如图8-2所示,领导专家的声望正向调节地位资本异质性对团队绩效的负面影响,当领导专家的声望较低时,团队绩效与地位资本异质性显著负相关($\beta=-1.230$,$t=-2.923$,$p<0.01$),研究假

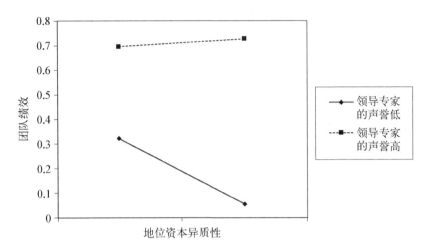

图 8 - 2　地位资本异质性与领导专家的口碑的交互作用

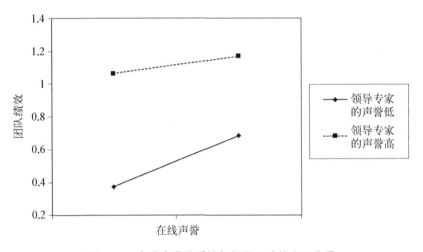

图 8 - 3　在线声誉异质性与领导口碑的交互作用

设五成立。这意味着地位资本异质性对团队绩效的负面影响随着领导专家的声望的增长而减弱,即当领导声望很高时,地位资本异质性差异更低的团队成员专业水平相对更高,团队绩效会更高。如图 8 - 3 所示,领导专家的声誉负向调节在线声誉异质性对团队绩效的正面影响,当领导专家的声誉较低时,在线声誉异质性对团队绩效的正向影响越强($\beta = 0.295, t = 3.257,$ $p < 0.01$),因此研究假设七并未得到验证。这意味着在线声誉异质性对团

队绩效的正面影响随着领导专家的口碑的提升而减弱,即当领导专家的声誉很高时,在线声誉异质性差异更低的团队成员平均声誉相对更高,团队绩效会更高。相比之下,当领导者专家的声誉很高时,地位资本异质性($\beta =0.139$,$t=0.337$,ns)以及在线声誉异质性($\beta =0.119$,$t=0.994$,ns)对团队绩效的影响并不显著,这说明当团队领导专家的声誉很高时,其对团队绩效的作用相对在线声誉异质性和地位资本异质性来说更强。

第四节 本 章 小 结

加强合作是增强医护人员团队效能的重要途径。团队绩效往往会受到团队成员知识和能力的搭配情况、成员间相互作用等因素的影响,积极的合作互动增强了成员对团体绩效的信心。本章探讨虚拟医生团队的地位资本异质性、决策资本异质性、在线声誉异质性和专业知识异质性对团队绩效的影响,以及领导专家的口碑对上述异质性的调节作用,针对主要发现提出以下管理学建议。

由于团队地位资本异质性与决策资本异质性对团队绩效产生负向影响,在社会地位与决策资本多元化的医疗团队中,应积极营造和谐的团队氛围,鼓励团队成员彼此信任并加强沟通交流,凭借稳定的成员关系来消除地位资本和决策资本异质性对绩效带来的负面影响。由于团队在线声誉异质性与专业知识异质性对团队绩效产生正向影响,因此在当下组织人员构成日益复杂的情况下,可以使虚拟医生团队成员在线声誉多元化,提升医生团队工作积极性。团队可以招贤纳士,吸引经验丰富、技术专业的人才加盟,进而使团队选择出最优的解决措施,从而提高团队绩效。

关于团队领导专家的口碑对异质性的调节作用,我们建议当领导专家的口碑不够理想时,团队可适当改变团队成员结构,降低团队成员地位的差异,以免引起团队冲突。对领导专家的口碑较好的团队来说,他们更容易赢得用户的信任,此时领导专家的口碑比在线声誉异质性对绩效的影响更重要。

第九章　医院间合作网络对医院绩效的影响研究[①]

　　在线健康咨询平台的出现突破了传统医疗在时间和地域方面的限制，给患者带来了极大的便利，同时也为医生跨医院、跨科室合作创造了新的机会。在线健康咨询平台上专家团队的医生很多是跨医院合作，从某种意义上来说，医生团队网络就是医院之间合作网络的缩影。本章深入分析医院间合作网络，研究影响医院绩效的关键因素，这是研究医生团队网络的重要前提。社会凝聚力理论和结构洞理论是分析网络节点收益的重要理论基础，但是两者分析的角度完全相反：社会凝聚力理论主要是从封闭的角度对节点收益进行阐述；结构洞理论则是从开放的角度对节点收益进行阐述。本章主要通过对比社会凝聚力和结构洞理论，探究两者对合作网络中医院绩效的影响。

---

① 本文曾以《医院间合作网络对医院绩效的影响研究——基于在线健康咨询平台的实证分析》为题，发表于《信息系统学报》2020 年第 2 期，此次收录略有修改。

第一节　研 究 数 据

本章是以挂号网上的医生团队(共计 7 420 个医生团队)为研究对象,但由于部分医生个人信息缺失较为严重,所以实验中将部分数据质量较差的医生及其所在的团队均删除,最后共计纳入 6 882 个医生团队,来自国内1 021 家不同的医院。如图 9－1 所示,团队医生所在的医院以国内三级医院为主,占到了总体的约 80%,而专科、一级和二级医院加起来只有约 20%,说明挂号网上大多数团队医生都来自国内较高等级的医院。医生团队整合国内各医院的优质医疗资源,为病人提供高质量的服务,这也是医生团队越来越受患者欢迎的重要原因。如图 9－2 所示,这些医院大多集中在上海、山东、北京、陕西、广东等省市。

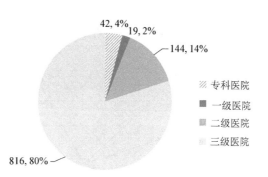

图 9－1　不同等级医院占比

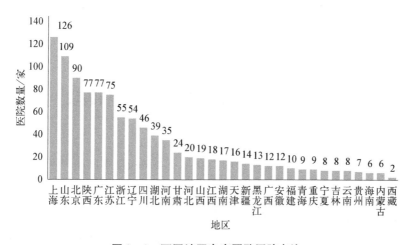

图 9－2　不同地区专家团队医院占比

挂号网上一个医生团队常常是由多名医生组成的,而这些医生很多来自不同的医院,这样医院与医院之间就以医生团队为纽带产生了联系,医院合作网络就是基于医生团队网络转化而来的。因此本章就基于医生团队构建医院合作网络。如图 9-3 所示,假设来自医院 A 的医生 1 与来自医院 B 的医生 2 和医生 3 组成了一个虚拟医生团队,那么本章就定义医院 A 与医院 B 有合作关系。基于此,本章共构建了 1 021 个医生团队的合作网络,合作网络的边共有 4 448 条,平均每家医院与 4.36 家医院有合作关系,但是密度仅为 0.008 5,说明医院合作是一个低密网络,这证明很多医院之间是不存在直接合作关系的。

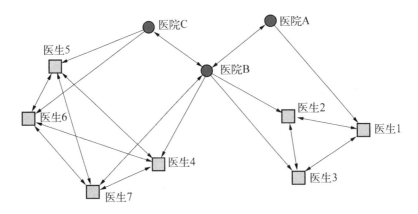

图 9-3　医院合作网络抽取

第二节　医院合作绩效研究模型与假设

社会资本是行动者通过社会网络获取的收益,其中网络结构(凝聚力)和网络位置(结构洞)均与行动者收益有显著关系。阿胡贾(Ahuja)等认为,在凝聚力强的网络中,个体间关系密切、彼此信任,他们对团队的归属感较强,因此可以有效降低资源调动障碍,有助于提升绩效水平。此外,有研究表明,合作网络的聚集性对创新绩效具有正向促进作用。高凝聚力的网络具有高的非冗余关系,这可以帮助行动者更快获得较为全面的网络知识和资源。也有研究证明,具有较少结构洞的闭合网络有利于网络中的个体增进对彼此的信任和促进知识的分享,因此可以有效提升合作绩效。我们研究的医院合作网络主要是医生知识以及其他各类医疗资源的共享和转移。团队医疗服务通常不是由某一家医院单独提供的,而是通过多家医院合作完成的。由此,绩效水平高的医院更有可能是合作网络中的凝聚力较高的、有多方合作关系的医院。

支持结构洞理论的学者认为,高凝聚力会影响行动者个体的发展,他们重视网络中的中介位置。伯特等的研究表明,由于中介者处于结构洞位置,在没有直接联系的群体之间充当了桥梁的作用,并且可以与多方交流,因而他们能够发掘更多的机会,创造出新的知识与价值,获取更大的收益。虽然前人可能关注的网络位置有所不同,但网络位置与个体收益间的显著相关性是非常确定的。巴拉吉的研究显示,在合作网络中处于结构洞位置的个体会拥有更多的资源和机会,获取信息的渠道更加丰富多样,从而产生更高的绩效。此外,处于结构洞位置的行动者通常会利用这种信息不对称的优势,对信息进行有效的整合,充分提高信息的利用率,不断促进创新。

因此本章提出两个假设,分别研究网络结构(凝聚力)和网络位置(结构洞)对医院合作绩效产生的影响。

> 研究假设一 合作网络中医院社会凝聚力越高,该医院的合作绩效也就越高。
>
> 研究假设二 合作网络中医院处于结构洞位置,该医院的合作绩效也就越高。

医院合作的绩效受很多因素的影响,除了医院所处网络位置和网络结构之外,还有很多医院内外的因素。根据本章所掌握的基础数据,我们在分析时将医院医生团队规模、医院总订单量、医院总评论量、医院等级和医院所处的地域等指标作为控制变量。

根据上文的理论假设分析、各种变量的选取情况,本章构建多元线性回归模型检验社会凝聚力和结构洞对医院合作网络绩效的影响情况,模型详见式(9-1)。其中 α_0 表示回归模型常数项,Y_i 为合作网络中每家医院的合作绩效,β_i 为回归系数,其中 X_1 为社会凝聚力,X_2 表示结构洞,控制变量 X_3 到 X_7 分别代表医生团队规模、医院总订单量、医院总评论量、医院等级和医院所处的地域,ε 为随机扰动项。

$$Y_i = \alpha_0 + \beta_1 X_1 + \beta_2 X_2 + \sum_3^7 \beta_i X_i + \varepsilon \qquad (9-1)$$

第三节　实验变量及说明

一、因变量

一些研究者主要从社会满意度、医疗质量、订单量等方面来衡量医院绩效(张志强、熊季霞,2015),但是由于本章实验数据均来自在线健康咨询平台,获取社会满意度和医疗质量相关数据的难度较大,因此本章主要以医院通过合作网络获得的订单量来衡量医院合作的绩效。因为医生团队网络是医院合作网络的具体展现形式,所以我们采用属于该医院的所有医生团队的订单量求和来衡量医院合作的订单量,进而衡量每家医院的合作绩效。

二、自变量

(一)结构洞指标

伯特认为测度结构洞的指标有四个:有效规模(EffectiveSize)、效率(Efficiency)、限制度(Constraint)、等级度(Hierarehy)。这四个衡量指标在后来研究中被广泛采用,其中有效规模和限制度是最为常用的两种测度指标(蒋正云,2014)。有效规模侧重于对节点资源层面的度量,而其他三个指标(效率、限制度和等级度)则侧重于对节点效率层面的度量。等级度虽然能说明一些其他的诸如网络中权力集中度的问题,但是并不能很好地测量结构洞所带来的社会资本收益。

有效规模表示医院与其合作伙伴之间的非冗余关系。一个行动者的有效规模是该个体网络的规模减去网络的冗余度,即有效规模是网络中的非冗余因素,其计算公式为式(9-2),其中 n 表示节点 i 的个体网络的规模(自己排除在外),t 为节点 i 的个体网络中不包含 i 的其余节点的连线数。本质上说,一个节点的结构洞效率表明其非冗余连接数占其总连接数的比例。该指标的优势在于计算简单且更为直观,有效规模指标值越大表示此位置结构洞越多。

$$EffectiveSize = n - 2t/n \qquad (9-2)$$

而限制度在实证中更为常用和有效,如果一个节点的邻接节点均两两连接,则该节点为高度受约束节点,计算公式为式(9-3),其中 p_{ij} 表示节点 i 所有的关系投入节点 j 的关系占总关系的比例,节点 q 为除 i、j 以外的其他所有节点(刘璇等,2014)。限制度指标值越趋于 0 表示节点越不受限制或者说结构洞越多,而当限制度指标值趋于 1 时表示越受限制,即结构洞越少。本章选取限制度指标来衡量结构洞,在鲁棒性检验里面再选择有效规模进行验证。

$$C_{ij} = (p_{ij} + \sum_q p_{iq} p_{qj}) \qquad (9-3)$$

（二）网络凝聚力指标

网络凝聚力的测量主要是基于网络结构相关指标,包括聚类系数(clustering coefficient)、局部密度(local density)和平均路径长度(average network distance)等,其中聚类系数和局部密度是被最广泛采用的指标。聚类系数是用来描述一个图中的顶点之间结集成团的程度的系数,其计算是面向节点的,对节点 V_i,找出其直接邻居节点集合 N_i,计算 N_i 构成的网络中的边数 K,除以 N_i 集合可能的边数 $N_i \times (N_i - 1)/2$。一般来说,聚类系数越大,社会网络凝聚力就越大。本章在主模型中选择聚类系数来衡量网络凝聚力,在鲁棒性检验里面使用局部密度来进行验证。本章自变量的所有指标都是由软件 UCINET 6.0 计算而来的。

三、控制变量

医生团队数量是指医院所拥有的医生团队数量,医院总订单量和医院总评论量是指平台上医院提供的总的订单服务量和用户评论数量,这两个变量主要体现了医院在平台上的受欢迎状况,前面三个变量均是连续型变量。目前我国对医院等级的划分主要分为四个等级:专科医院、一级医院、二级医院、三级医院。而在本章中,三级医院占了绝大多数(80%左右),因此我们针对医院等级只设置一个分类变量"三级医院"(是三级医院为1,不是为0)。医院所处的地域经济发展水平也会对医院合作绩效产生一定的影响,根据国家统计局的标准,我们将医院所处的地域划分为东部、中部、西部和东北部四个地区,并分别设置相应的分类变量(0、1值)。表9-1列出了研究变量的类型、名称、变量定义及各变量的最小值、最大值、均值和标准差。

表 9-1　变量描述性统计

分　类	变 量 名	最小值	最大值	均　值	标 准 差
控制变量	三级医院	0	1	0.80	0.40
	医院总订单量	0	3 321 000	74 580.40	300 888.45
	医院总评论量	0	1 285 000	5 384.18	42 812.75
	西部地区	0	1	0.22	0.41
	中部地区	0	1	0.14	0.34
	东北部地区	0	1	0.07	0.26
	东部地区	0	1	0.57	0.50
	医生团队数量	0	133	8.84	14.08

续　表

分　类	变 量 名	最小值	最大值	均　值	标 准 差
自变量	有效规模	0	64	2.78	5.88
	限制度	0	1.13	0.43	0.41
	聚类系数	0	1	0.44	0.44
因变量	医院合作绩效	0	1 603 688	35 222.43	140 942.97

第四节　研究结果与鲁棒性检验

一、研究结果

为了保证回归分析结果的可靠性和稳定性,通常需要对回归模型的各变量是否存在多重共线性进行检验。常用的方法有相关系数和方差膨胀因子(VIF)检验。因控制变量中的地域经济发展水平——西部地区与其他变量相关性过高,所以模型中不再加入该控制变量。根据表9-2各变量方差膨胀因子检测结果,可以发现方差膨胀因子的值都为1～2,远小于存在共线性的阈值10,此外根据各变量相关系数表(表9-3)可以发现,所有变量相关系数均小于0.5,结合两点说明实验变量之间不存在明显的共线性问题。

表 9-2　方差膨胀因子

变　量	共线性统计量	
	容　差	VIF
三级医院	0.855	1.17
医院总订单量	0.832	1.20

变　量	共线性统计量	
	容　差	VIF
医院总评论量	0.913	1.10
中部地区	0.705	1.42
东北部地区	0.790	1.27
东部地区	0.612	1.63
医生团队数量	0.884	1.13
限制度	0.926	1.08
聚集系数	0.901	1.11

由表 9-4 可知,在模型 1 中只加入了控制变量,结果显示是否三级医院与医院合作绩效呈显著负相关($p<0.01$),而医院总订单量、医生团队数量均与医院绩效呈显著正相关,且相较于其他地区,东部地区医院合作绩效显著提高,其他控制变量均不显著。

模型 2 是在模型 1 的基础上加入了衡量结构洞的指标限制度。结果表明,与模型 1 相比,加入变量限制度后,控制变量的显著性均未发生改变,模型拟合优度和 F 值均有所提升,而且限制度与医院合作绩效系数为负,且显著性在 0.01 水平显著。因为限制度越小,节点结构洞越大,说明结构洞对医院合作绩效有显著的正向促进作用。

模型 3 是在模型 1 的基础上加入了衡量网络凝聚力的指标聚类系数,结论同模型 2 一致。与模型 1 相比,模型 3 加入变量聚类系数后,控制变量的显著性均未发生改变,说明该变量的引入不会对控制变量造成影响,但是聚类系数的回归系数并不显著,说明网络凝聚力对医院合作绩效没有显著的影响。相较于模型 1,模型 3 的拟合优度和 F 值均没有提升,反而略微降低,这表明加入变量聚类系数对模型没有什么提升。

表 9 - 3　相关系数表

	医生团队数量	医院总订单量	医院总评论量	三级医院	中部地区	东北部地区	东部地区	有效规模	限制度	聚类系数
医生团队数量	1									
医院总订单量	0.255 1*	1								
医院总评论量	0.087 7*	0.285 9*	1							
三级医院	0.229 7*	0.122 1	−0.026 5	1						
中部地区	−0.022 3	−0.022 8	−0.027 5	0.064 8*	1					
东北部地区	−0.023 4	−0.069 6*	−0.023 6	0.103 6*	−0.112 2	1				
东部地区	−0.008 90	0.151 7*	0.067 9*	−0.132 1*	−0.460 8*	−0.325 5*	1			
有效规模	0.390 3*	0.412 7*	0.144 8*	0.048 7	−0.126 0	−0.057 2	0.199 2*	1		
限制度	−0.126 5*	−0.059 5	0.009 60	−0.206 2*	0.002 30	−0.087 4*	0.079 6*	−0.172 6*	1	
聚类系数	−0.076 2*	0.007 90	0.039 6	−0.233 2*	−0.103 2*	0.027 3	0.160 1*	0.033 6	0.175 3*	1

模型 4 综合了模型 2 和模型 3,把限制度和聚类系数两个指标同时放入模型中,实验结果与前面两个模型结论一致。

通过模型 1 到模型 4 的回归分析结果可以看出,三级医院与医院合作绩效呈显著负相关,这表明在医院合作网络中高等级的医院并不会拥有高的绩效。此外通过对比模型 2、3、4,我们也可以发现,社会凝聚力理论和结构洞理论对医院合作网络的影响存在巨大差异。凝聚力对医院合作绩效并没有明显的影响,而结构洞显著正向促进医院合作绩效,这证明在医生合作网络中,网络位置对节点收益的影响占据了主导作用。

表 9 - 4　多元线性回归结果

变　　量	模型 1	模型 2	模型 3	模型 4
常数	−11 145.48	−16 795.03	−16 069.01	−5 746.55
三级医院	−32 502.4**	−28 200.07**	−30 321.48**	−33 379.56**
医院总订单量	0.18**	0.14**	0.18**	0.18**
医院总评论量	0.07	0.05	0.07	0.07
中部地区	11 362.16	16 698.02	11 415.21	12 248.08
东北部地区	11 808.62	9 624.61	10 240.54	8 125.96
东部地区	36 938.2**	26 447.58**	35 657.1**	36 308.70**
医生团队数量	3 935.26**	3 036.58**	3 943.59**	3 897.61**
限制度		−19 224.26**		−20 881.89**
聚类系数			9 105.83	11 732.39
R^2	0.403	0.459	0.403	0.459
调整 R^2	0.398	0.455	0.399	0.455
F 值	97.52	107.31	85.51	95.47

显著性:* $p < 0.05$;** $p < 0.01$;*** $p < 0.001$。

二、鲁棒性检验

本章的多元回归分析结果表明,医生合作网络中结构洞对医院绩效有显著的正向促进作用。为了让实验结果更加具有说服力,我们更换衡量结构洞的指标,重现上述模型,观察两次实验的结果是否一致。此次鲁棒性检验中选取有效规模作为衡量结构洞的指标。由表9-5可知,三级医院与医院合作绩效呈显著负相关,医院总订单量、东部地区、医生团队数量、有效规模均与医院合作绩效显著正相关,实验结果与前面研究结果几乎完全一致,仅仅是部分回归系数的微调,这说明实验模型和结果比较稳健。

表9-5　合作网络的鲁棒性检验

变　　量	模型1	模型2	模型3	模型4
常数	−11 145.48	−16 794.85	−16 069.01	−20 733.37
三级医院	−32 502.73**	−28 200.16**	−30 321.48**	−26 459.31**
医院总订单量	0.18**	0.14**	0.18**	0.14**
医院总评论量	0.07	0.05	0.07	0.05
中部地区	11 362.16	16 697.92	11 415.21	16 729.22
东北部地区	11 808.62	9 624.56	10 240.54	8 370.85
东部地区	36 938.24**	26 447.54**	35 657.1**	25 441.74**
团队规模	3 935.26**	3 036.57**	3 943.59**	3 045.15**
有效规模		6 727.23**		6 713.06**
聚类系数			9 105.83	7 306.23
R^2	0.403	0.459	0.403	0.459

变　　量	模型 1	模型 2	模型 3	模型 4
调整 R^2	0.398	0.455	0.399	0.455
F 值	97.52	107.31	85.51	95.47

显著性：$^*\,p<0.05$；$^{**}\,p<0.01$；$^{***}\,p<0.001$。

三、医生合作网络结构讨论

由主模型结构和鲁棒性检验可知，医院合作网络中，结构洞的影响占据了主导作用。从表 9-6 中我们可以发现，占据结构洞的相关医院大多是三甲医院，这主要是因为在合作网络中，高等级医院在硬件设施、人员配置等方面有较大优势，别的医院更愿意与这些医院"抱团结盟"，所以这些医院也就拥有了更多的医生团队。在在线健康咨询平台中，医院总的订单量和拥有的医生团队数量代表了该医院在平台中的地位，可以帮助医院在合作网络中占据更有利的位置，进而得到更高的绩效。医院总评论量影响并不显著的原因可能在于平台对评论功能开发还不够完善，用户评论意愿不强等，导致了平台用户评论量较少，不能充分体现医院实际水平。排名靠前的医院大多是来自上海、北京、山东等经济较为发达的省、市，这表明地理位置对医院网络绩效也是有显著影响的。究其原因，目前在我国，地区医疗水平和当地经济水平是挂钩的，东部地区经济水平相对来说较为发达，对医院的绩效也会有促进作用。此外，在线医生合作网络还是一个较为松散的网络，医院之间的合作主要通过医生之间的线上团队医疗服务展开，存在较多"小团体"，由于互联网上信息不对称以及缺乏合作渠道，多数医院节点之间并没有直接联系，位于结构洞位置的医院为很多"孤立无援"的医院打通了合作的桥梁。一般情况下，医院拥有的医生团队越多，就意味着其合作关系越复杂，其自然越可以占住中介性的网络（结构洞）位置、拥有越多的关系节点

（中心度），该医院也越来越可能成为其他医院潜在的合作对象。

表 9 - 6　结构洞排名前二十的医院

医院（项目）名称	医院等级	地区	医生团队数量/个	合作医院数量/家
上海国际医学中心	三级甲等	上海	72	75
潍坊市人民医院	三级甲等	山东	26	66
聊城市人民医院	三级甲等	山东	2	65
上海交通大学医学院附属新华医院	三级甲等	上海	28	58
山东中医药大学附属医院	三级甲等	山东	71	57
上海仁济医院东院	三级甲等	上海	38	58
北京大学第一医院	三级甲等	北京	18	49
青岛大学附属医院市南院区	三级甲等	山东	68	52
西安交通大学第一附属医院	三级甲等	陕西	56	49
山东大学齐鲁医院	三级甲等	山东	40	51
第九届上海名老中医膏方节	其他	上海	22	53
青岛大学附属医院黄岛院区	三级甲等	山东	54	50
复旦大学附属华山医院	三级甲等	上海	42	49
山东省立第三医院	三级甲等	山东	20	47
中国人民解放军总医院 301 医院	三级甲等	北京	45	45
山东省千佛山医院	三级甲等	山东	46	47
泰安市中心医院	三级甲等	山东	38	47
山东省立医院	三级甲等	山东	22	47

医院(项目)名称	医院等级	地区	医生团队数量/个	合作医院数量/家
上海中医药大学附属岳阳中西医结合医院	三级甲等	上海	23	51
上海市东方医院	三级甲等	上海	31	45

第五节　本 章 小 结

在在线健康咨询平台上,医院合作网络和医生团队网络是相辅相成的。本章主要通过医生团队网络来构建医院合作网络,利用社会凝聚力理论和结构洞理论来研究影响医院合作网络中医院绩效的关键因素,同时纳入多个控制变量,构建多元线性回归模型,对医院合作网络进行深入分析。

研究结果表明,结构洞指标对医院合作网络中的医院绩效起主导作用,医院节点占据网络结构洞位置,会极大地促进个体收益;一些控制变量也会对医院绩效产生影响,如医院等级与合作网络绩效呈显著负相关,医院在在线健康咨询平台上的社会资本(总订单量、医生团队数量)也会显著正向促进医院绩效;合作网络绩效还跟医院所处的地域有关,经济较发达的地区的医院合作绩效有显著提升。

第十章 结论与展望

第一节 本书主要结论

在电子健康的大背景下,人们的自我健康保健意识不断增强。基于 web 2.0 技术的在线健康咨询服务受到越来越多人的欢迎,让更多的患者享受到了优质医疗资源,一定程度上缓解了我国医疗资源分配不均的问题。各大在线健康咨询平台推出的虚拟医生团队服务项目俨然成为各平台提高用户黏性、提升核心竞争力的重要途径。但是事实上,数据显示,以挂号网为例,除了在 2015—2016 年医生团队网络经历了一个高速增长期外,从 2017 年至今,医生团队的数据增长迟缓,部分团队甚至已解散,归根结底还是由于我们并不了解医生团队的内在机制和演化规律,不了解团队对医生个人的影响,从而无法对医生团队进行有效管理。本书以挂号网和好大夫在线的数据为基础,基于社会影响、社会学习、社会网络相关理论,借助指数随机图模型、自动逻辑行动者属性模型、倾向得分匹配等主流方法模型,揭开医生团队"黑箱子",帮助医生团队良性发展。本书主要结论包括以下几点。

一、虚拟医生团队的发展现状

通过对好大夫、挂号网医生团队的医院特征、地区分布、科室分布、团队绩效、团队创建的时空演变的分析,本书发现,医生团队的医生主要来自东部以及中部比较发达地区的三甲医院,医生团队的科室比较集中,医生团队的大部分订单量集中在少部分医生团队,医生团队的发展处于一个停滞期。

二、虚拟医生团队的形成机理

我们基于指数随机图模型构建医生团队网络,从网络拓扑结构和节点属性两个方面研究医生团队网络形成机制。研究结果表明,医生团队的出现不是偶然的,在线健康咨询平台管理者如果想促进本平台医生团队繁荣,需要提供一定的优惠条件促进团队形成。此外,医生团队具有较强的传递性,因此平台可以推荐跟同一个医生有团队关系的两个无直接关系的医生构建新的团队,促进医生团队的发展。医生个人的属性也需要关注,研究结果证明,同一家医院或科室的医生更容易形成团队,所有平台应该直接多与整家医院或者整个科室建立合作关系,而不是去与个人医生签约,这样可以将医生线下的交流合作机制延伸到线上;此外低职称的医生更倾向于加入团队,平台管理者应重视这部分医生中的"弱势群体",多制定相应的政策去鼓励、引导低职称医生去加入团队,从而让医生团队保持活力。

三、个体采纳虚拟医生团队组织创新的机理

我们以社会传染的视角,使用自动逻辑行动者属性模型探究医生加入团队行为的影响机制。研究发现,医院网络和知识网络中,个体属性效应对医生加入团队行为的影响相同,而网络属性效应不同。医院网络中,行动者扩张性和传染效应更强。因此对好大夫在线平台来说,要想鼓励更多的医生参与到他们的虚拟医生团队模式中,需要加强线下医院的宣传,并且可以

采取一些奖励措施鼓励已经加入团队的医生向同事推荐这种新兴医疗模式。另外,不能忽视平台用户的需求,可以将医生参与的团队网页与医生个人网页相链接,这样患者在选择医疗咨询服务的时候能够更快地进入医生所在的团队页面,从而促进"医生团队"板块的长期可持续发展。

四、加入团队是否提高医生个人绩效

通过倾向得分匹配方法,提出干扰因素的影响,本书构建了医生加入团队的"反事实框架",通过计算倾向得分来保证实验组医生和对照组医生在其他维度上没有显著差异,实验结果证明加入医生团队是可以显著提升医生个人绩效的。通过科学的方法证明二者的关系,这样可以大大提升医生加入团队的积极性,从而促进医生团队健康发展。

五、虚拟医生团队模式下影响个人绩效的因素

本书以社会学习理论为基础,研究团队内个体与其他成员的知识距离和地位距离对个人绩效的影响。研究发现,医生与其他团队成员之间的知识距离对个人绩效产生正向影响,地位距离对个人绩效产生负向影响。医生职称等级正向调节知识距离对个人绩效的影响,负向调节地位距离对个人绩效的影响。因此,平台应当支持团队内医生互相学习,进行知识融合,提高团队知识利用率。在医生团队合作中,应当避免过度强调医生之间的地位或等级差异,鼓励职称较低的医生积极参与团队工作,以避免与其他成员的地位差异带来的负面影响。另外,职称等级可以调节社会距离对个人绩效的影响,有条件、有能力的医生可以多参加不同领域的医疗合作。对职称等级较低的医生来说,可以通过加强向他人的学习、沟通和交流提高工作能力,来获得团队其他成员的尊重。

六、虚拟医生团队模式下影响团队绩效的因素

我们以信息处理和社会分类这两个异质性理论视角为基础,分别探讨

虚拟医生团队的地位资本异质性、决策资本异质性、在线声誉异质性和专业知识异质性对团队绩效的影响,以及领导专家的声誉对上述异质性的调节作用。研究发现,不同的异质性会对团队绩效产生不同的影响:团队地位资本异质性与决策资本异质性对团队绩效产生负向影响,而团队在线声誉异质性与专业知识异质性会对团队绩效产生正向影响。团队领导口碑负向调节地位资本异质性对团队绩效的负向影响,以及在线声誉异质性对团队绩效的正向影响。

针对以上结论,本书对团队发展和建设提出了相关管理学建议。在团队成员地位与努力程度多元化的医疗团队中,可以通过鼓励团队成员间的信息分享与交流,以和谐的团队氛围来消除异质性对绩效的负面影响。对异质性的正面影响,则有必要合理地利用,比如团队可以吸收高学历的复合型人才或者是在医疗平台中威望很高的医生加盟团队,从而提高团队绩效。另外,领导口碑可以调节异质性对绩效的影响,当团队领导在医疗平台中的声誉较低时,团队可适当调整团队成员结构,或者鼓励团队中等级较低的医生参与团队活动以提高成员的自我感知地位,从而减少团队成员地位的差异。对领导在线声誉较好的团队来说,要把握领导口碑的优势,注重领导口碑的宣传作用。

七、虚拟医生团队模式下医院合作绩效的影响因素

我们的研究证明了结构洞在医院合作网络中的主导地位,从中我们可以得到一些启示:

首先,医院要积极地、有策略地与其他医院开展合作,包括鼓励医生线上组建专家团队,连接孤立的医院组成一个合作网络,这样有利于医院自身移动到网络结构洞的位置,从而及时获取网络中更多的优质知识和信息资源。研究发现,处于结构洞位置的医院不仅取得了信息、资源上的先机,而且可以主动采取相应策略来实现自身利益最大化。

其次,医院内外的相关因素也会影响到医院合作绩效,包括地域经济水

平、医院等级、平台中医院总订单量、医生团队规模等，医院在构建合作网络时也可以进行一定选择，寻找最优合作伙伴。

第二节 本书创新点

本书的创新点主要有以下几个方面：

（1）虚拟医生团队仍处于探索发展阶段，是一种新趋势、新现象。本书的研究主题比较新颖，希望为后续研究提供理论和实践基础。本书从团队模式的现状、形成机理、扩散机制、影响研究等方面，全面论述虚拟医生团队这一组织创新模式的内涵，研究范围涵盖医生层面、团队层面和个人层面，研究视角包括内在机理、扩散机制和绩效影响研究，层层递进，有助于从不同角度更全面地看待虚拟医生团队这一新兴医疗模式。

（2）传统的社会网络分析方法大多是从单一维度对现实网络进行定性研究，但离完全模拟复现现实世界的网络特性还有很大的差距，特别是在考虑社会群体多样性和多层次性之后。本书采用基于统计的复杂网络模型——指数随机图模型进行网络的模拟构建，该模型是基于最大熵原理并引入随机因素来研究复杂网络，更加贴近和符合现实的复杂网络特性。与传统社会网络分析方法相比，指数随机图模型最大的优势在于融合了网络拓扑结构和节点属性，全面分析了网络形成机制，更容易刻画出真实的社会网络。

（3）本书使用社会网络分析的新型统计方法——自动逻辑行动者属性模型——探索个体采纳行为（医生加入团队行为）的扩散影响因素，具有一定的新颖性。这种方法使我们能够考虑社会网络中个体的行为或态度存在的复杂依赖性，并通过社会网络识别社会影响的微妙影响，为医生团队日后的健康发展提供有建设意义的指导。

（4）线下研究常常受到数据获取的限制，无法搜集医生加入团队前、后的绩效变化,但是本研究是基于在线健康咨询平台,有了更多的数据来源渠道。在很多其他研究中,T 检验、χ^2 检验(又称卡方检验)和秩和检验是对比实验组和对照组各项指标之间是否存在显著性差异的常用方法。这些方法可以直接证明两组数据存在统计学意义上的显著差异,但并不能证明该差异就是由于实验干预引起的,因为这些方法存在较强的选择偏差和混杂变量的影响。本书利用 PSM 方法构建"反事实推断模型"框架,通过计量模型平衡实验组和对照组在协变量上的偏差,控制两组变量除实验干预之外的所有变量的影响,从而使结果更具有科学性。

(5)在线医疗协作中异质性的影响是一个重要但尚未探索的问题,我们的研究有助于填补文献中的这一空白。首先,研究结果一方面证实了异质性在网络协作中"群众智慧"的重要性,另一方面也表明异质性的影响取决于团队和其领导专家的特征。其次,我们对虚拟医生团队异质性的研究将异质性文献扩展到超越传统组织和虚拟团队的新环境,研究结果能激发人们对医疗合作中团队管理的新思考。

(6)在团队研究中,个人层面的一些特征往往容易被忽略,本书分别从团队层面和个人层面探究团队模式下的绩效影响因素,为更好、更合理地建设医生团队,以及促进医生个人发展提供有建设意义的指导。

(7)电子健康是一种新兴的医疗服务模式,前人对它的研究大多是从病人或者医生角度展开,忽略了医院在电子健康中扮演的重要角色。本研究将社会凝聚理论和结构洞理论应用于线上医院合作网络中,帮助医院之间更好地开展合作,促进电子健康产业健康发展。

第三节 研究展望

医生团队研究是一个比较新颖而且具有很高研究价值的课题,前人相关研究较少,可借鉴的方法和经验有限。此外,本书的数据均来源于网络

"爬虫",但无论是统计方法、计量方法还是社会网络分析方法的运用,对样本都有着比较严格的要求,在研究过程中仍存在一些局限性:

(1)数据来源单一,数据量较少。本书所有的实验数据来自挂号网、好大夫在线,获取的数据量有限,虽然挂号网和好大夫在线是国内最主流的在线健康咨询平台,但以两个平台的研究替代整个在线健康咨询产业还是缺少说服力。

(2)数据质量偏低,特征抽取较少。因为是利用"爬虫"从网上爬取数据,样本部分数据项缺失严重,数据质量偏低,能够纳入模型的特征较少,这会对实验结果造成影响,所以本书中做了大量的数据筛选、预处理和模型鲁棒性检验的工作。

(3)论文结论都是来源于模型结果,应进一步结合线下实地调研。线上医生团队必然和医生线下的活动有直接联系,但是本书研究数据和特征全部来源于网络,研究结果还需要结合线下调研进一步检验。

电子健康产业是一个朝气蓬勃的新兴产业,受到了广泛的欢迎,其在为广大民众提供便利的同时,也在一定程度上缓解了我国医疗资源分配不均衡等问题,具有非常广阔的研究前景。

首先,注重相关在线健康平台合作,获得更多的高质量用户数据。传统"爬虫"、问卷等数据收集方式往往很难获得较全面的高质量的数据,这会对我们后续研究造成很大的影响。尝试与相关平台合作,互惠互利,有利于后续研究的展开。另外,本书的研究主体是医生和医生团队,而患者也是在线医疗生态系统中不可或缺的一部分。因此,在当前互联网医疗快速发展和医疗改革不断推进的背景下,后续研究应当以系统化的思想,从医生、患者和第三方平台等多角度出发,深入探究分级诊疗制度背景下多参与方在互联网医疗环境中的在线医疗合作。

其次,进行跨平台研究,进一步增加研究结果的鲁棒性。本书的研究虽然运用了两家在线健康咨询平台的数据,但在同一研究主题中,并未将模型同时运用于两个平台。众所周知,研究得到的结论跟平台的某些特性密切相关,研究结果很难具有较强的代表性。后面研究不应单局限于某一个平台,可以多搜集几个平台的数据,进行跨平台的比较,比如挂号网与好大夫进行比较,或者是挂号网与国外的 PatientsLikeMe 进行比较,这样可以对整个在线健康咨询产业进行宏观的分析。

再次,进一步考虑研究因素之间的关系和非线性关系对结果的影响。关于团队绩效和个人绩效的影响因素研究中,本书只考虑了线性关系,后续研究可以研究非线性关系。当下,大多数虚拟医生团队成立时间不长,还处于初期发展阶段,我们只探究了团队成长和个人发展绩效的获利性,并未将团队的成长性纳入研究范围。在医生团队发展的起步阶段,应当更加侧重于团队的成长性和发展潜力;到了中后期,则应当考虑团队成长性与获利性的共同提升。为了研究的科学性与严谨性,后续研究应当将虚拟医生团队的成长性考虑在内。

最后,要重视线上线下的联系,利用"文献综述+实地考察+数据分析"的研究模式,注重与基层实际情况结合。我们在后续研究中可以针对几个医生团队进行线下访谈,了解他们对虚拟医生团队的看法,以及他们内部的分工和协作机制,将线上和线下团队贯通,再在模型中融入医生线下特征,这样一来实验结果应该会更加具有参考价值。

参考文献

ARAL S, MUCHNIK L, SUNDARARAJAN A, 2009. Distinguishing influence-based contagion from homophily-driven diffusion in dynamic networks[J]. Proceedings of the National Academy of Sciences of the United States of America, 106(51): 21544 - 21549.

BARDI A, LEE J A, HOFMANN-TOWFIGH N, et al, 2009. The structure of intraindividual value change[J]. Journal of Personality and Social Psychology, 97(5): 913 - 929.

BASS F M, 1969. A new product growth for model consumer durables[J]. Management Science, 15 (5): 215 - 227.

BERKMAN L A, BRESLOW L, 1984. Health and ways of living: the alameda county studies [J]. The Journal of Ambulatory Care Management, 7(1): 80.

BERTEN H, VAN ROSSEM R, 2011. Mechanisms of peer influence among adolescents: cohesion versus structural equivalence [J].

Sociological Perspectives，54(2)：183 - 204.

BRECHWALD W A，PRINSTEIN M J，2011. Beyond homophily：a decade of advances in understanding peer influence processes[J]. Journal of Research on Adolescence，21(1)：166 - 179.

BROWN J，REINGEN P H，1987. Social ties and word-of-mouth referral behavior[J]. Journal of Consumer Research，14(3)：350 - 362.

CAROL G，ISABEL M，AMANUEL G T，et al，2020. The combined role of conscientiousness，social networks，and gender diversity in explaining individual performance in self-managed teams[J]. Journal of Business Research，106：250 - 260.

CARTER N T，DALAL D K，BOYCE A S，et al，2014. Uncovering curvilinear relationships between conscientiousness and job performance：how theoretically appropriate measurement makes an empirical difference[J]. The Journal of Applied Psychology，99(4)：564 - 586.

CHEN R Y，ZHENG Y T，XU W，et al，2018. Secondhand seller reputation in online markets：a text analytics framework[J]. Decision Support Systems，2018，108(1)：96 - 106.

CROPANZANO R，MITCHELL M S，2005. Social exchange theory：an interdisciplinary review [J]. Journal of Management，31 (6)：874 - 900.

LUSHER D，KOSKINEN J，ROBINS G，2013. Exponential random graph models for social networks：theory，methods and applications [M]. Cambridge：Cambridge University Press.

FORREST L M，MCMILLAN D C，MCARDLE C S，et al，2005. An evaluation of the impact of a multidisciplinary team，in a single centre，on treatment and survival in patients with inoperable non-small-cell lung cancer[J]. British Journal of Cancer, 93(9): 977 – 978.

FRITSCH M, KAUFFELD-MONZ M, 2010. The impact of network structure on knowledge transfer: an application of social network analysis in the context of regional innovation networks [J]. The Annals of Regional Science, 44(1): 21 – 38.

HARRIGAN N, ACHANANUPARP P, LIM E P, 2012. Influentials, novelty, and social contagion: the viral power of average friends, close communities, and old news[J]. Social Networks, 34(4): 470 – 480.

HARRISON D A, KLEIN K J, 2007. What's the difference? Diversity constructs as separation, variety, or disparity in organizations[J]. Academy of Management Review, 32(4): 1199 – 1228.

HILL A L, RAND D G, NOWAK M A, et al, 2010. Emotions as infectious diseases in a large social network: the SISa model[J]. Proceedings Biological Sciences, 277(1701): 3827 – 3835.

MCMULLAN M, 2006. Patients using the internet to obtain health information: how this affects the patient-health professional relationship[J]. Patient Education and Counseling, 63(1 – 2): 24 – 28.

MCPHERSON M, SMITH-LOVIN L, COOK J M, 2001. Birds of a feather: homophily in social networks [J]. Annual Review of Sociology, 27(1): 415 – 444.

MERIÉN A E, VAN D V J, MOL B W, et al, 2010. Multidisciplinary team training in a simulation setting for acute obstetric emergencies: a systematic review [J]. Obstetrics and Gynecology, 115 (5): 1021 – 1031.

MOLM L D, 1994. Dependence and risk: transforming the structure of social exchange[J]. Social Psychology Quarterly, 57(3): 163 – 176.

MUSOLESI M, HAILES S, MASCOLO C, 2004. An ad hoc mobility

model founded on social network theory[C]//Proceeding of the 7th ACM International Symposium on Modeling, Analysis and Simulation of Wireless and Mobile Systems. New York: ACM, 20 – 24.

NAHAPIET J, GHOSHAL S, 1998. Social capital, intellectual capital, and the organizational advantage [J]. Academy of Management Review, 23(2): 242 – 266.

NAYLOR R W, LAMBERTON C P, WEST P M, 2012. Beyond the "like" button: the impact of mere virtual presence on brand evaluations and purchase intentions in social media settings [J]. Journal of Marketing, 76(6): 105 – 120.

NOLAN A, MOLLA T, 2017. Teacher confidence and professional capital [J]. Teaching and Teacher Education, 62: 10 – 18.

OH I, LEE J D, HESHMATI A, et al, 2009. Evaluation of credit guarantee policy using propensity score matching[J]. Small Business Economics, 33(3): 335 – 351.

PALLA G, BARABÁSI A, VICSEK T, 2007. Quantifying social group evolution[J]. Nature, 446(7136): 664 – 667.

ROSENBAUM P R, RUBIN D B, 1983. Assessing sensitivity to an unobserved binary covariate in an observational study with binary outcome [J]. Journal of the Royal Statistical Society: Series B (Methodological), 45(2): 212 – 218.

SAATY T L, 2004. Fundamentals of the analytic network process — multiple networks with benefits, costs, opportunities and risks[J]. Journal of Systems Science and Systems Engineering, 13 (3): 348 – 379.

SCHOFIELD L, MUMMERY W K, SCHOFIELD G, et al, 2007. The association of objectively determined physical activity behavior among adolescent female friends[J]. Research Quarterly for Exercise and Sport, 78(2): 9 – 15.

SHAHPASAND M, MAHMOD R, UDZIR N I, et al, 2013. Usage decision model for online social network[C]//2012 international Conference on Advanced Computer Science Applications and Technologies (ACSAT). New York: IEEE, 307 – 312.

SINGH V, DONG A, GERO J S, 2012. Computational studies to understand the role of social learning in team familiarity and its effects on team performance[J]. CoDesign, 8(1): 25 – 41.

IDRISS S Z, KVEDAR J C, WATSON A J, 2009. The role of online support communities: benefits of expanded social networks to patients with psoriasis[J]. Archives of dermatology, 145(1): 46 – 51.

VANHEULE S, MEGANCK R, DESMET M, 2011. Alexithymia, social detachment and cognitive processing[J]. Psychiatry Research, 190(1): 49 – 51.

WILLIS E, 2014. The making of expert patients: the role of online health communities in arthritis self-management[J]. Journal of Health Psychology, 19(12): 1613 – 1625.

YANG C, LIU H M, 2012. Boosting firm performance via enterprise agility and network structure[J]. Management Decision, 50(6): 1022 – 1044.

陈光华, 王烨, 杨国梁, 2015. 地理距离阻碍跨区域产学研合作绩效了吗? [J]. 科学学研究, 33(1): 76 – 82.

陈婕, 2016. 上市公司股权激励与公司绩效研究: 基于倾向得分匹配模型的再估计[D]. 东南大学.

陈璐, 赵峥, 井润田, 2009. 个人人际网络特征对虚拟团队成员绩效影响的实证研究[J]. 管理学报, 6(9): 1250 – 1256.

陈锐,2017.信息化助推家庭医生团队健康管理初探[J].医师在线,7(9)：41-42.

陈锐,2017.医护协作,开展精细化健康管理新模式[J].医师在线,7(22)：8.

杜鹃,2015.CNNIC 发布第 36 次互联发展报告中国网民已达 6.68 亿,九成用户用手机上网[J].科技中国,(8)：64-65.

黄格,2015.复杂社会网络中舆情传播模型及影响因素分析[D].湘潭大学.

蒋正云,2014.网络结构嵌入对长沙影视企业绩效的影响研究[D].湖南大学.

荆媛,景琳,丁富军,2013.家庭医生团队签约服务对慢性病健康管理的效果评价[J].中国初级卫生保健,27(11)：70-71.

黎雷,2010.社会网络影响力模型及其算法研究[D].北京交通大学.

李树祥,梁巧转,2015.团队性别多样性和团队绩效关系研究：团队网络密度和团队网络中心势的调节效应分析[J].软科学,29(3)：93-96.

刘驰,2010.基于社会网络的信用模型研究及应用[D].浙江大学.

刘琦,张亦宁,2008.个体异质性与行业自主治理的研究[J].系统工程学报,23(5)：582-588.

刘璇,张朋柱,张晓燕,等,2014.科研网络中个体位势对知识扩散影响机理的实证研究[J].系统管理学报,23(1)：135-143.

刘璇,迟晓彤,范静,2021.基于自动逻辑行动者属性模型的在线医生团队社会影响机理研究[J].管理学报,18(12)：1830-1839.

陈敏,李亚妮,刘晓雷,2016.消化内科疾病在线咨询质量评价[J].中华医学图书情报杂志,25(11)：66-69,73.

佘运成,邵波,2011.基于组织学习的社会网络模型构建[J].情报理论与实践,34(12)：100-103.

汪云林,韩伟一,2006.社会网络声望模型的分析与改进[J].系统工程,24(11)：54-58.

吴江,李姗姗,周露莎,等,2017.基于随机行动者模型的在线医疗社区用户关系网络动态演化研究[J].情报学报,36(2):213-220.

杨柳,马璐,2016.团队冲突对团队绩效的影响[J].合作经济与科技,536(9):96-97.

于寅虎,2011.赛迪顾问发布《中国医疗电子行业战略研究》调研报告[J].电子产品世界,9:71.

俞琰,邱广华,李珊,2012.社交网站交互模式分析[J].情报学报,31(2):213-224.

张志强,熊季霞,2015.公立医院综合绩效影响因素的系统动力学分析[J].中国卫生经济,34(3):76-79.

章菱,朱月伟,2008.社区全科医生团队服务模式探讨[J].中国公共卫生管理,24(3):327-329.

内容提要

随着人们对医疗健康问题的日益关注以及互联网技术的普及,我国电子健康产业正蓬勃发展。互联网环境孕育了新的医疗服务组织模式——虚拟医生团队。该模式有怎样的组织和形成机理,又将如何促进分级诊疗,是亟待研究的问题。本书关注在线健康咨询平台上的虚拟医生团队这一独特现象,基于两大主流在线健康咨询平台,全面探讨了虚拟医生团队的现状、形成与扩散机理,以及虚拟医生团队对个体、团队和医院层面的影响。

本书可为高等学校和科研机构中从事电子健康、健康管理的研究人员提供理论参考,也可为在线健康平台运营方、医院管理运营人员、医疗服务提供者提供决策参考,同时为从事数据挖掘和大数据分析的企业员工提供参考。